平凡社新書
834

イラストでわかる
介護知らずの体のつくり方

山田佐世子
YAMADA SAYOKO

HEIBONSHA

イラストでわかる介護知らずの体のつくり方●目次

イラスト＝馬場康弘（北総よみうり新聞社）

はじめに

「今日も、先週と同じように、皆さん一緒にトレーニングがこなせて、それでよしとしましょう」

私が指導を務める体操教室を、いつも同じことばで終えることにしています。週1回1時間半、ウォーキングレッスン、ストレッチ、器具を使わない簡単筋トレの体操教室は足掛け10年になります。

どうしても末のお孫さんをみなければならない時、教室に連れてみえるメンバーがいました。教室の隅のマットでお昼寝をし、おむつをしていたお孫さんが、今年は小学2年生になられたそうです。その成長をみれば、お祖母ちゃんもそれだけ年を取ったということですが、夏休みになるとたまに3人のお孫さん連れでやってきて、トレーニングの基本メニューを難なくこなして帰られます。タフさは以前より増しているかもしれません。

体操教室スタート時、参加者の多くは60歳前後でした。50歳代後半から60代にかけては、孫の世話や親の介護など、皆それぞれ抱えています。それらをこなしながら、国内外の旅行に登山、絵画や書道、手芸などの作品を発表したり、ボランティア活動にも積極的に参加されています。骨折や軽い脳梗塞《のうこうそく》などを発症して、数か月から半年お休みされても、また復帰して、体力を取り戻される人がほとんどです。もちろん10年間、全然老化していないということはないですが、ささやかな体操と心がけで、現状をおおむね維持できるのは、継続の証《あかし》です。

この体操教室の発端は、地方自治体主催の週1回の「メタボ対策教室」でした。それはほぼ1年間で終了するものでした。全員が歩数計を持ち、1週間の歩数を集計記録し、教室ではエアロバイク30分、自分の体重をかけるゆっくり筋トレとストレッチを約1時間行いました。体重・体脂肪・筋肉率などを毎回計測し、半年ごとに体力テストをして、それらの記録をコンピューターで分析評価し、それぞれの目標歩数と運動の負荷《ふか》を調整するという内容でした。

参加者の大半は健康診断でメタボ判定を受け、それまで運動経験がない人がほとんどでした。筋力がつき、体重・体脂肪は減少、ほぼ全員が好結果を得られたのですが、1年間の教室参加が終了して、運動しない生活に戻ると、リバウンドや筋力低下は顕著でした。

そこで、「せっかくついた運動習慣を維持したい」という声を集めて、公民館での「自主教室」が発足。1クラス10名前後で3教室ができ、歩数計の集計・エアロバイク・コンピューターでの分析はありませんが、筋トレなど基本メニューはほぼそのまま実施しました。新しいメンバーも増えましたが、発足メンバーはほとんど同じです。50代だった人は60代に、60代だった人は70代となり、80歳に手の届く人もいますが、以前より少し強度を増したトレーニングをこなされ、日々の生活スタイルは変わらないようです。

指導を託された私は徐々に視点を変えていきました。〝メタボ対策〟から〝介護予防〟へと。

「深い呼吸をする」、「姿勢をよくする」、「上手に歩く」、「握力を向上する」、「インナーマッスルを刺激する」、「身体を動かしながら、記憶力を試す」などを取り入れていきました。トレーニングメニューを考える根底には、97歳で逝った義母、94歳で逝った実母の暮らしていた姿があります。義母とは35年間生活を共にし、また92歳まで40年間独り暮らしを通した母には、里帰りのたびに寄り添いました。

両母とも、90歳の頃に大腿骨《だいたいこつ》を骨折して手術・リハビリをしましたが、見事にほぼ元の暮らしを取り戻しました。義母は詩吟《しぎん》、母はコーラス、週1回公民館のサークルにも復帰できました。その後それぞれ何度かの入院はありましたが、長く床に就くことも、認知症を患うこともありませんでした。

当時スタートしたばかりの介護保険では、二人とも最初に「要支援」判定を受け、義母は週2回のデイサービスを楽しみにし、ショートステイも利用しました。千葉県から島根県への里帰りはそう頻繁にはできないので、母は掃除・買い物などの家事援助をヘルパーにしてもらい、私は仕事を辞めることなく、超高齢者二人のケアができました。

亡くなる直前まで、義母は私たち家族と、母はUターンした兄と食卓を共にし、少々のお酒も口にしていました。杖をついて時々自宅の周りを歩き、入浴、洗面、トイレなど自分の身の回りのことは、自分でこなすことができました。

母、義母ともに突然訪れた永遠の別れに、遺《のこ》された者は狼狽《うろた》え、悲しみは大きかったのですが、ほとんど苦しむことなく自宅での最期を迎えることができました。それは理想的な大往生だったと言えるでしょう。二人の老いの道のり、暮らしぶりをつぶさにみることで、私は「老いへの予習」をすることができたと思っています。

体操教室では、その予習を活かして「メタボ対策」プラス「介護予防」、自分自身の身の回りのことは最期までできることを目指して、あくまで生活者目線で微調整しながらメニューを組んでいます。週1回だけ身体を動かしたのでは足りないので、来週までのつなぎになるよう、休んでも家で自主トレができるよう、負担になるような難しいものは排除し、一人で簡単にできるものを多くしています。気持ちよくなったり、体力がついたのが実感できれば、それは生活習慣になり、先々、教室に参加できない事情ができても、家で継続してもらえると考えたからです。

『読売新聞』の地元地域紙に月に1回、〝ちょこっと体操 ずっと元気〟という健康コラムを連載しています。「簡単なので、試しています！」の声に励まされ、5年ちかくなります。「体操教室」参加者への思いも読者への思いも同じなので、この健康コラムでは紙面を見て試し、身体を動かす習慣がつき、少しでも体力を維持・向上してもらえるよう、いつでも、どこでも、一人でできる簡単体操を提供しています。その内容も盛り込み、私ができた「老いへの予習」と、体操教室の参加者が生活習慣にできた「健康情報」をまとめたのがこの本です。

まず日常生活における自分の弱点を確認してください。それに応じて弱点克服をスタートしてみましょう。簡単な体操は身体の部位や生活シーンごとに、ほとんどを3つくらいで組んでいます。自分の目的で項目を選び、どこからでもつまみ食い可能です。同じパフォーマンスを重複して載せている場合もあります。試してみて、これはできそうと感じたものから続け、それが生活習慣となることを願っています。

体力チェック

この本は50歳前後の方から、参考にして実行・継続してもらえれば、ここから10年先、20年先の体力・健康度はかなりよいほうに向いていくだろうと思っています。30歳を過ぎたあたり、さかのぼれば社会人になった頃から、仕事・日々の暮らし方で、人の健康度は少しずつ違ってきます。同期生会などに参加すると、一緒に机を並べた友達なのに、40歳近くなると若さの差が見た目や物腰に出てきて、50歳代になるとその差が平行にいくのではなく、開いていくのを感じられる人も多いことでしょう。

だいたい18歳で身体の成長はピークを迎え、20~30歳は心身活躍の時期なので、現状維持をしつつ過ごしていけますが、40歳代になると、筋肉は年に1パーセントずつ減少していくそうです。本来、骨や筋肉は50年くらいしか持たないものだそうですが、生活様式・食生活・医療の進歩などのおかげで、人間はその倍近くも生きながらえるようになりました。衰えていくことになんらかの手だてを講じている人は若さ・体力を保ち、老後に人の助けを受けることも、後へ後へとし、自立したまま最期を迎えることもできるかもしれません。多くの人の理想ですね。

まず、自分の身体の現状認識からスタートです。厚生労働省の体力テスト、ロコモ度チェック、サルコペニアチェックなど、老化度を測る方法はいろいろありますが、まず日々の暮らしの中で、どれくらい若さが保たれているか、〝7つの体力チェック〟をやってみましょう。

ひとつでも、できないことがあれば、これから先の日常動作に少しずつ支障が出てきます。

自分の体力の現状を把握して、衰えていることには、少し手だてを持って、いきましょう！

持病や損傷のある人は、医師の助言を受けてから健康づくりを始めてください。

・腹筋運動のように、反動をつけない
・ゆっくりと起き上がる

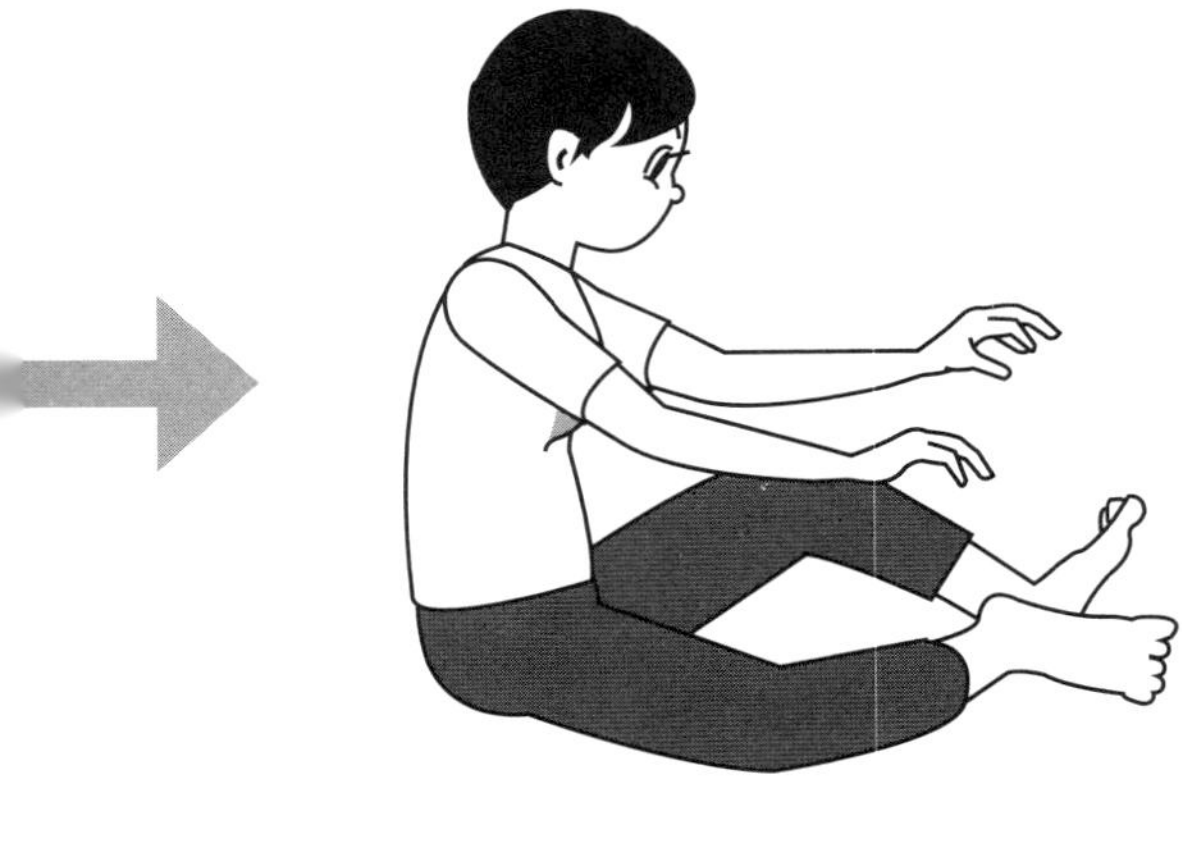

①身体を起こせますか？

・床（畳や絨毯の上）に横たわる
・左右の手を握らない
・肘をつかない

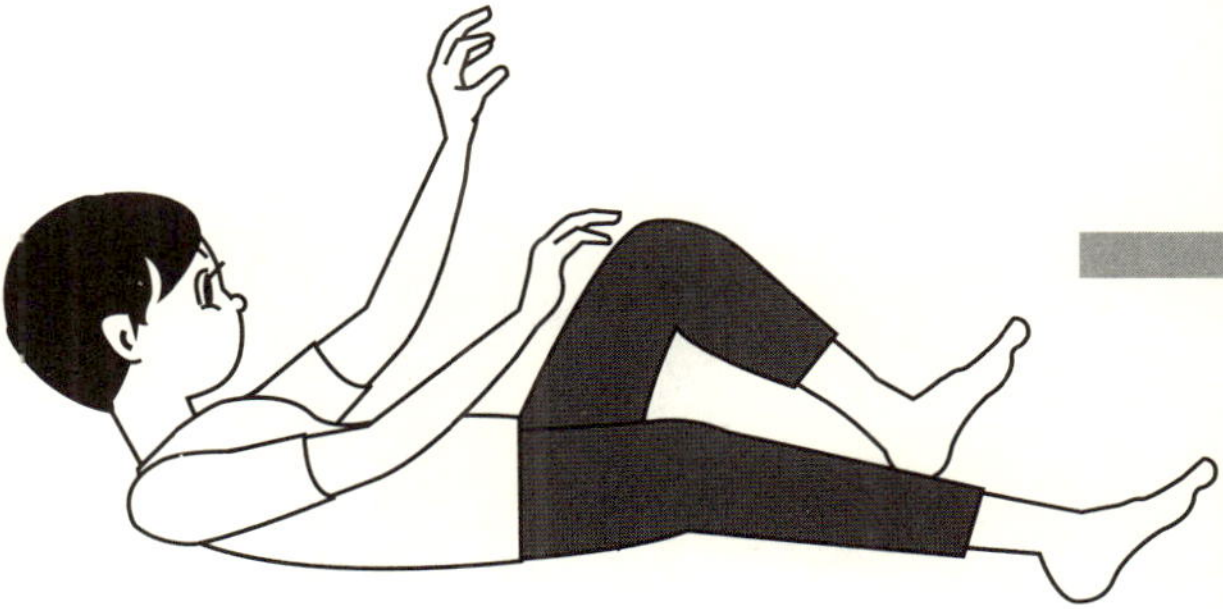

・ゆっくりと立ち上がる

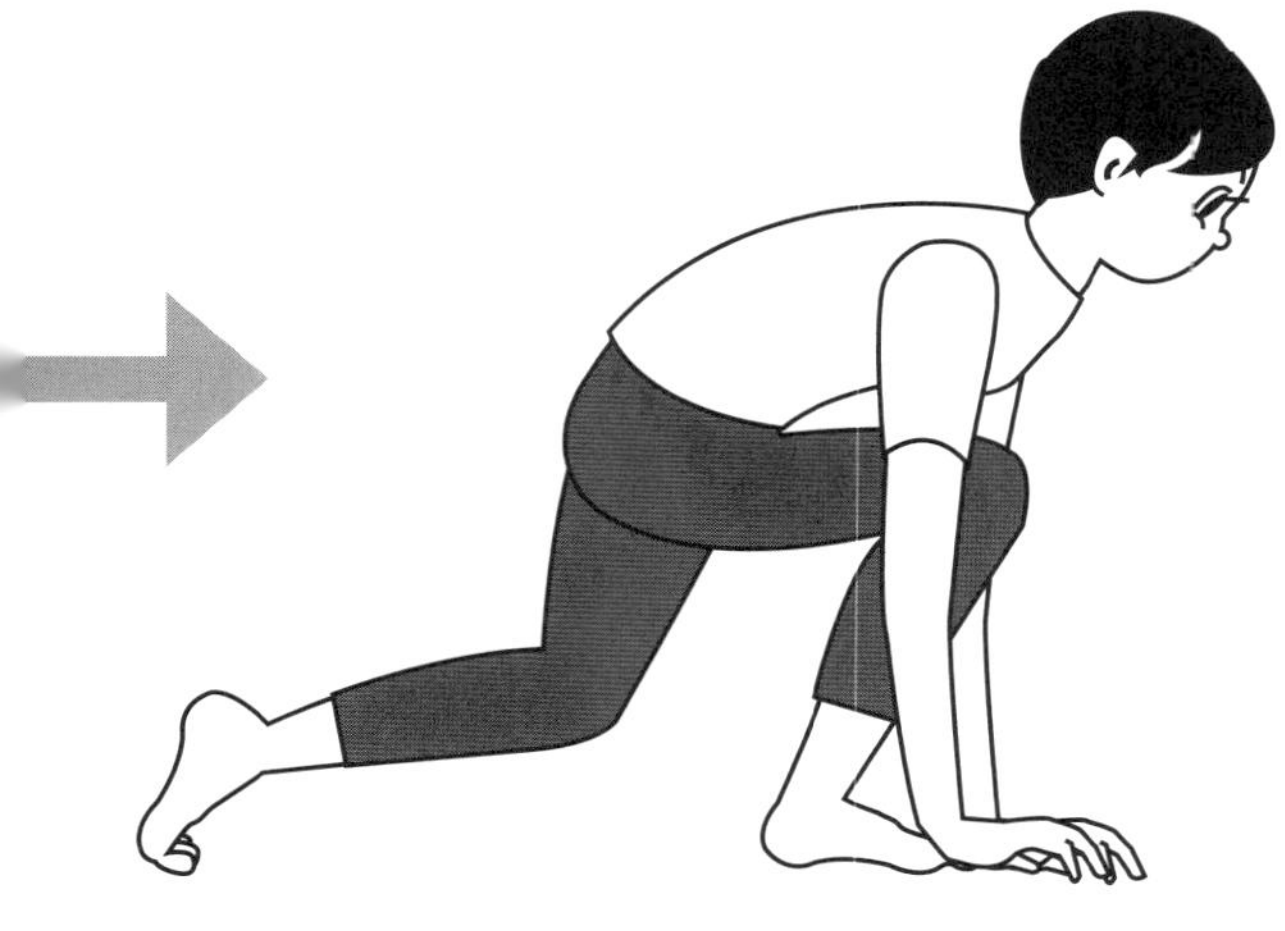

②床から立ち上がれますか？

・床に足を投げ出して座る
・手や膝を床についてもいい
・台に手をついたり、柱などにつかまらない

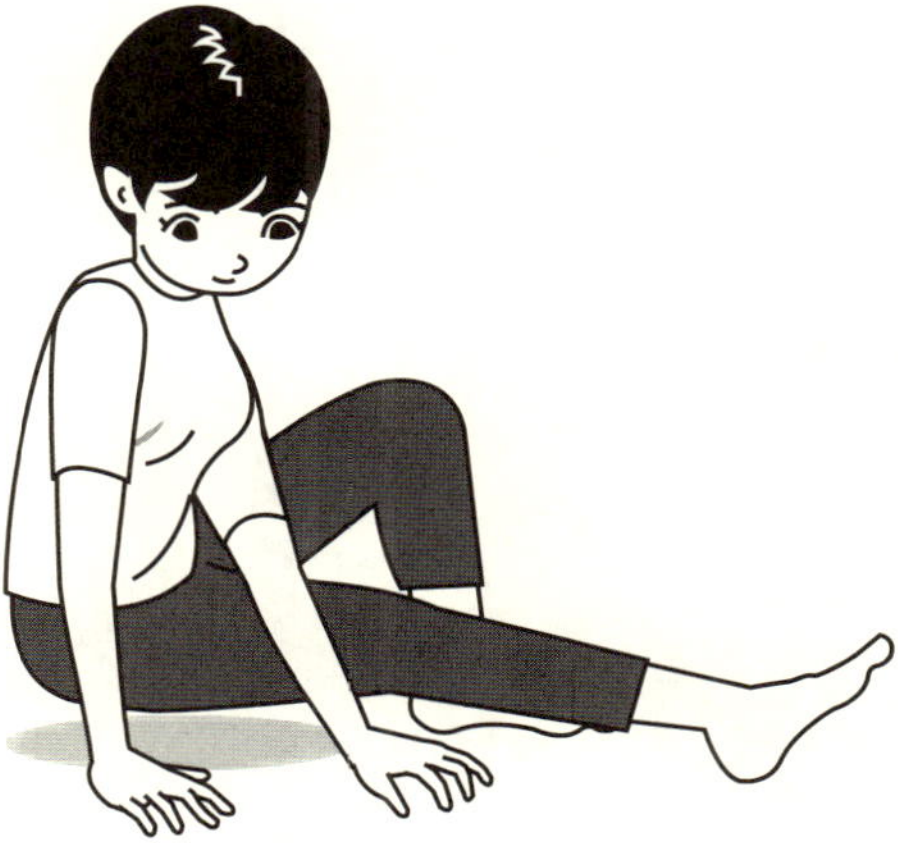

・右足のみで立ち上がって静止する
・左足のみで立ち上がって静止する

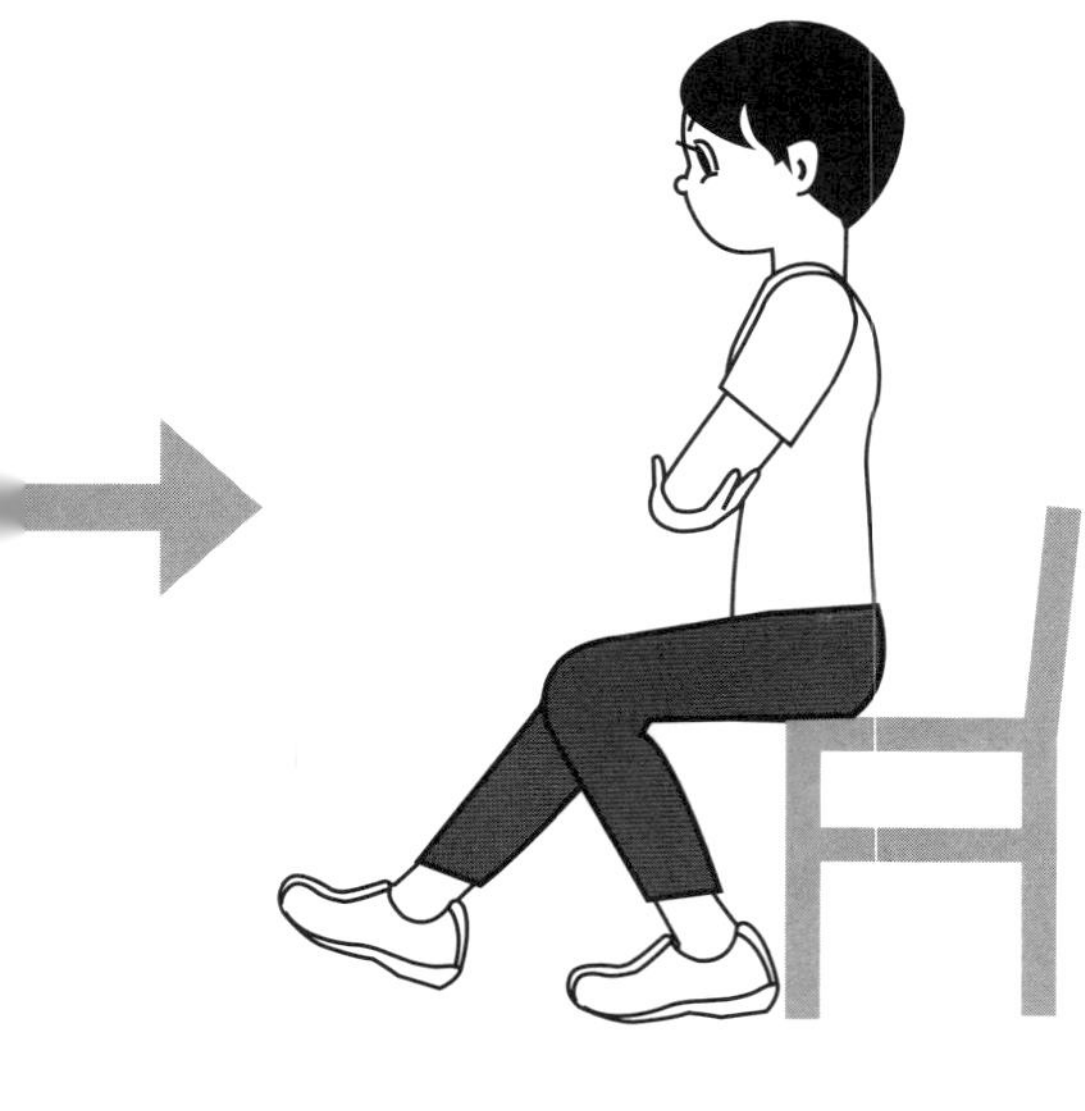

③イスから立ち上がれますか？

・両手を胸の前で組む
・両足で立ってからゆっくり座る

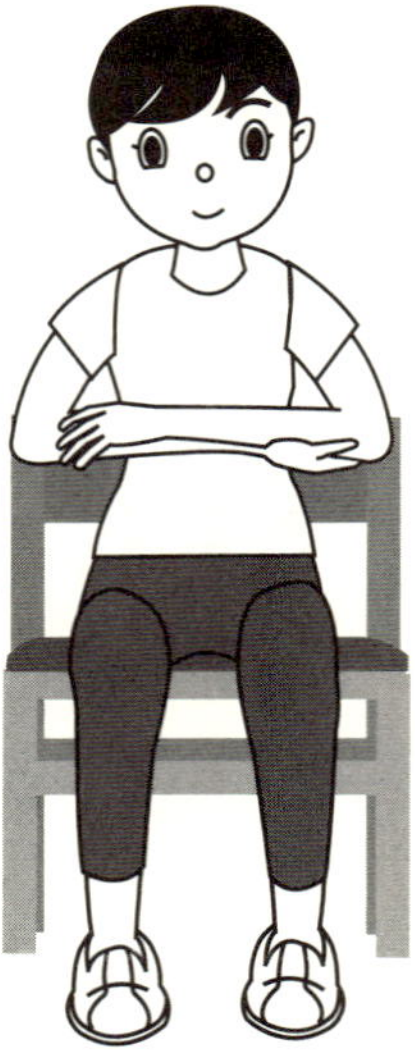

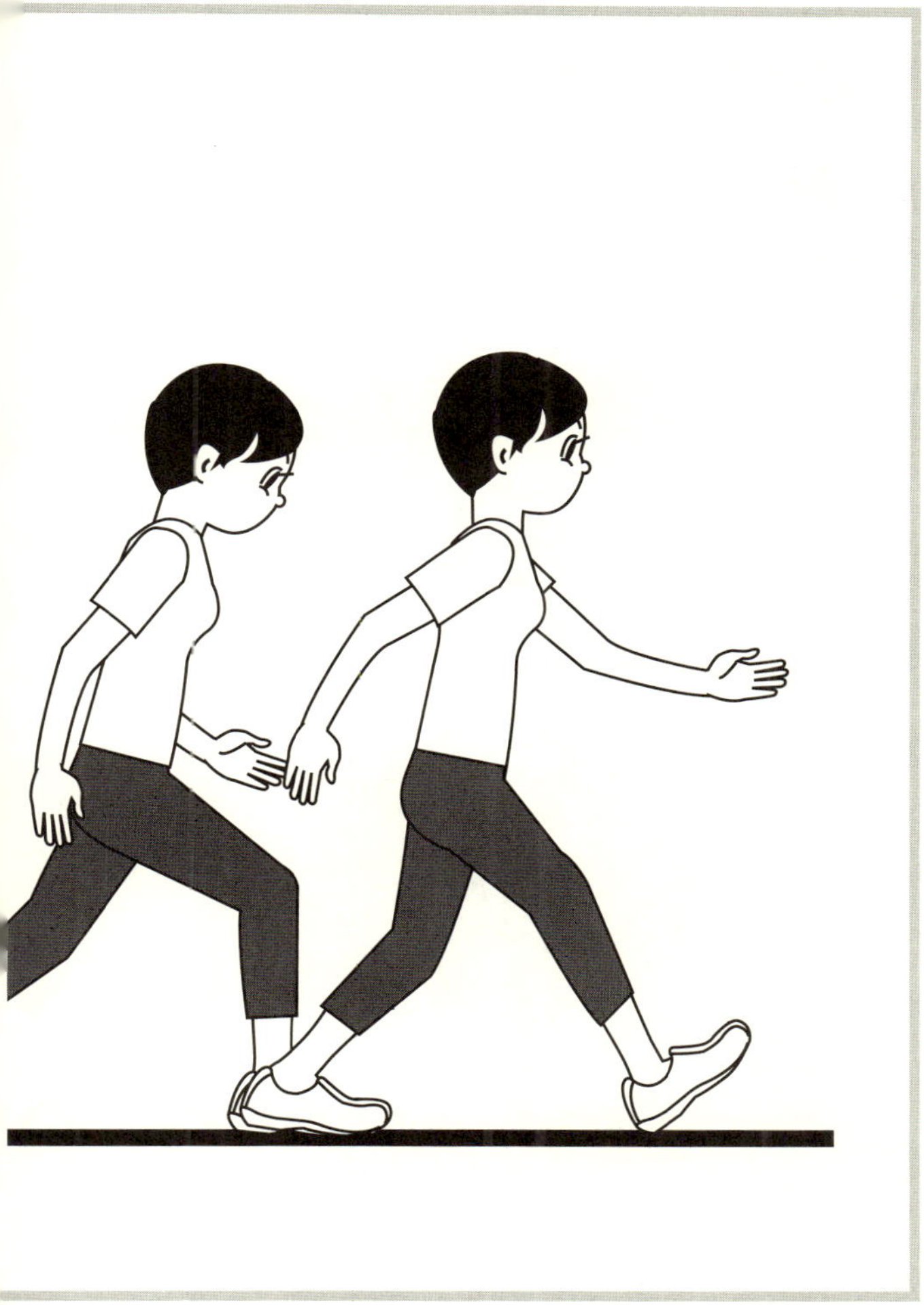

④ゆっくり歩けますか？

・大股でまっすぐ、ゆっくりと歩いてぶれない

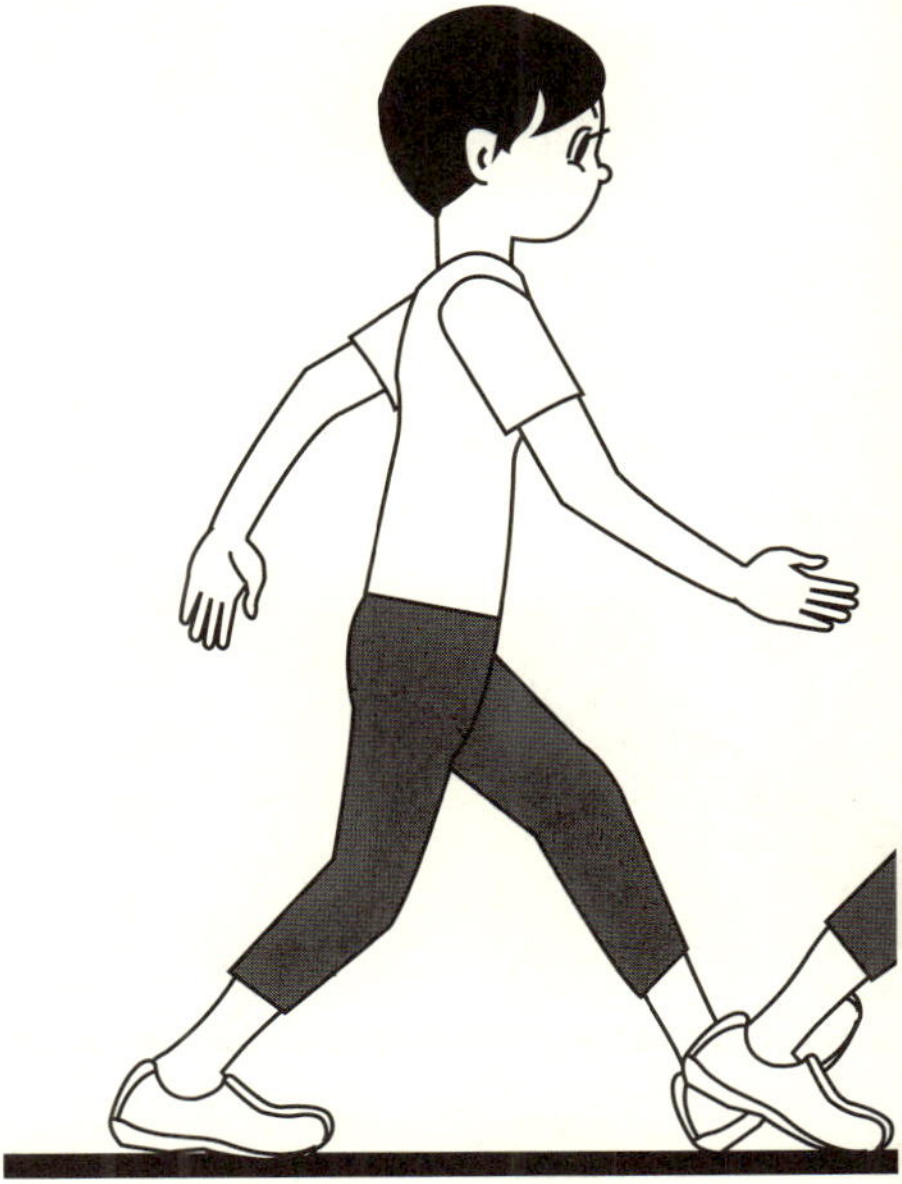

・２歩幅（つま先からつま先の長さ）が寝転がって「バンザイ」の手先より長い

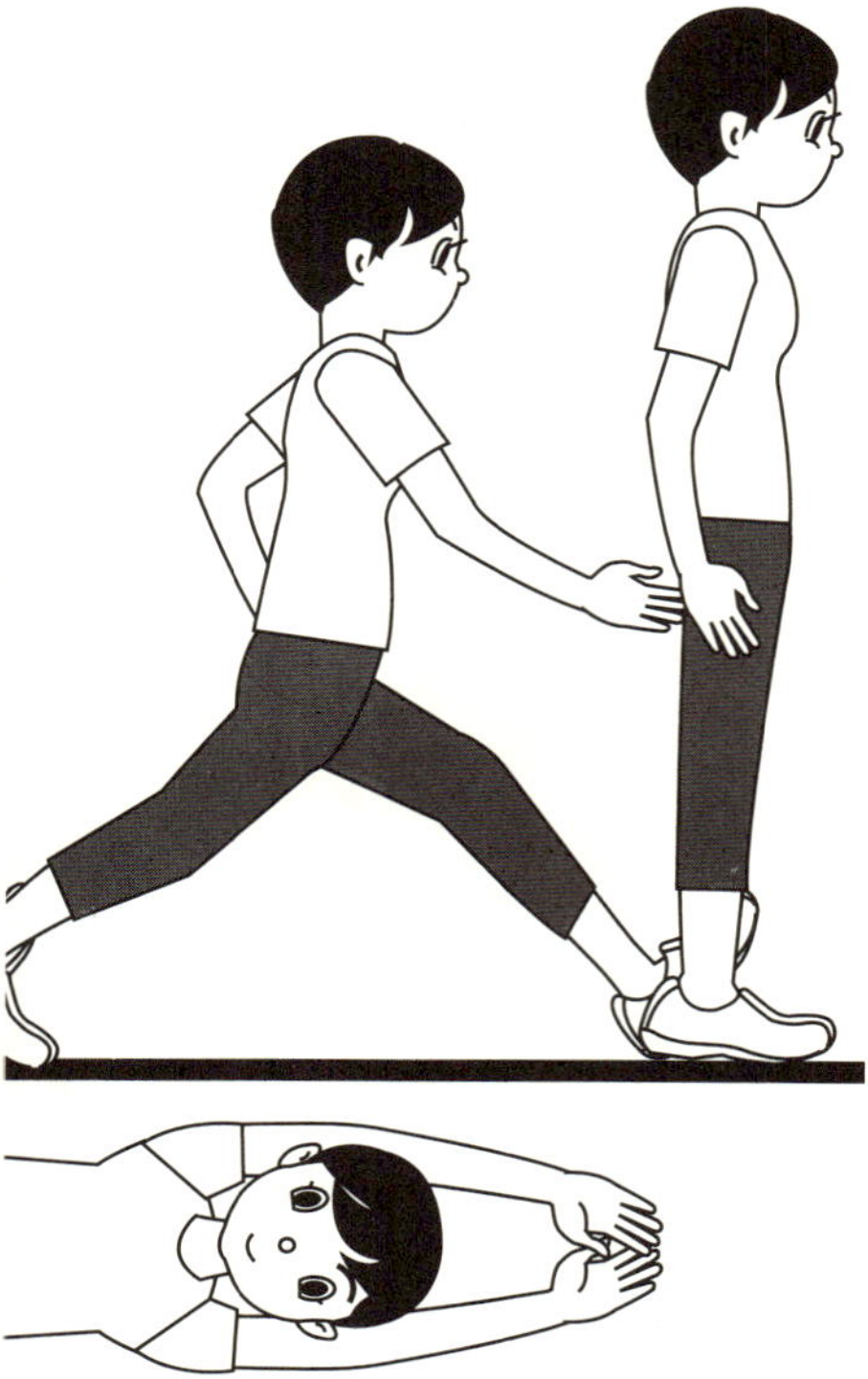

⑤ 2歩幅が「バンザイ丈」を超えますか？

・大股で2歩前進

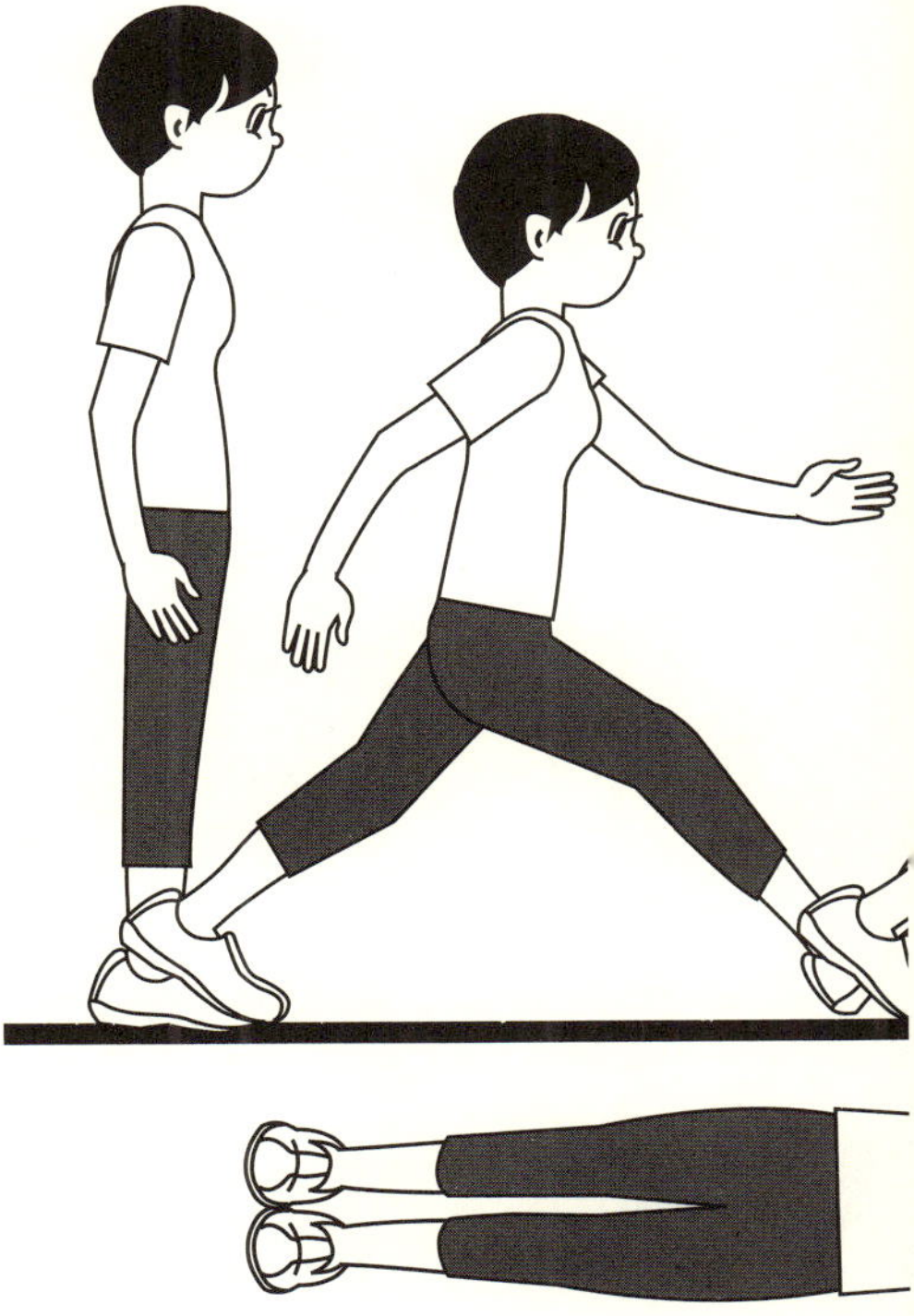

・新しいペットボトルの蓋を開ける

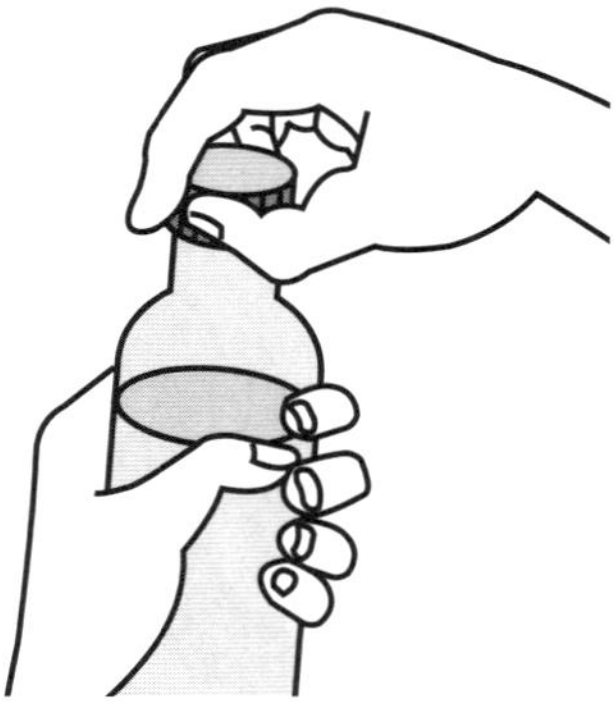

⑥手と指に力がありますか?

・濡れたタオルを絞る

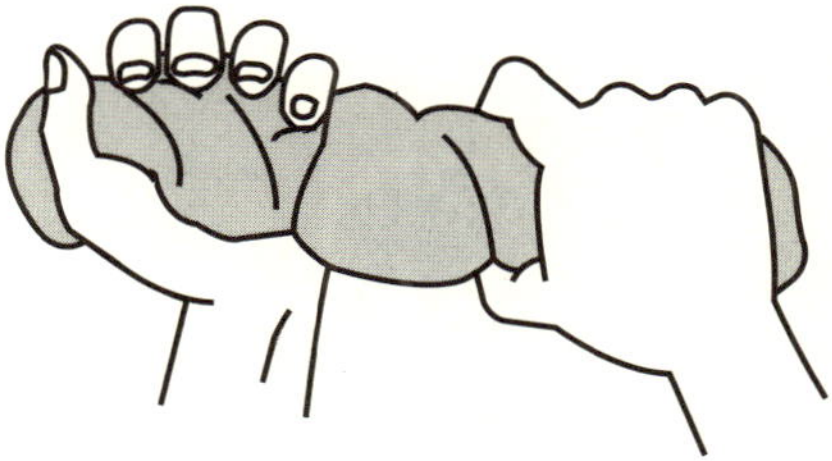

・缶のプルトップをつまんで開ける

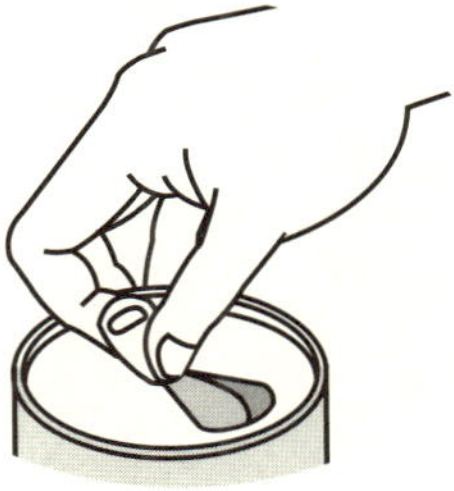

・両手にパックを持って移動する

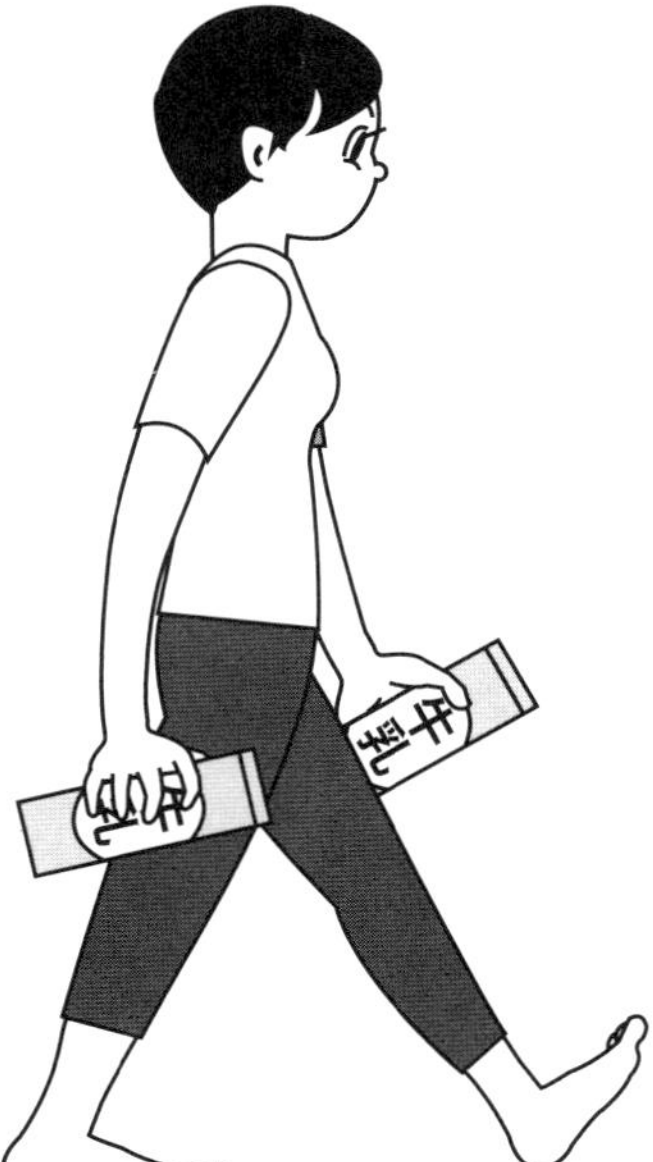

⑦ 1リットル牛乳パック2個持ち上げ、運べますか?

・床に置いた牛乳1リットルパックを左右の手で1個ずつつかむ

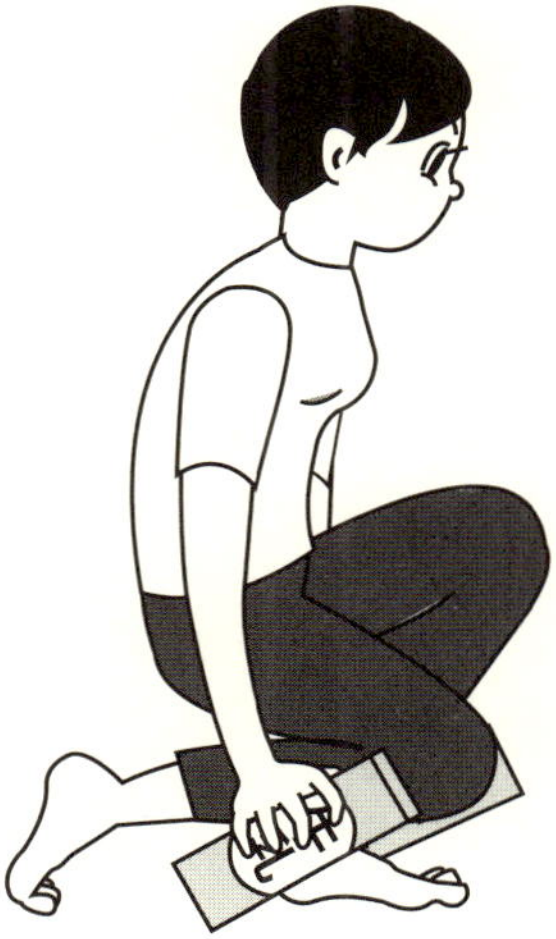

日常動作を支える主な筋肉

起き上がる

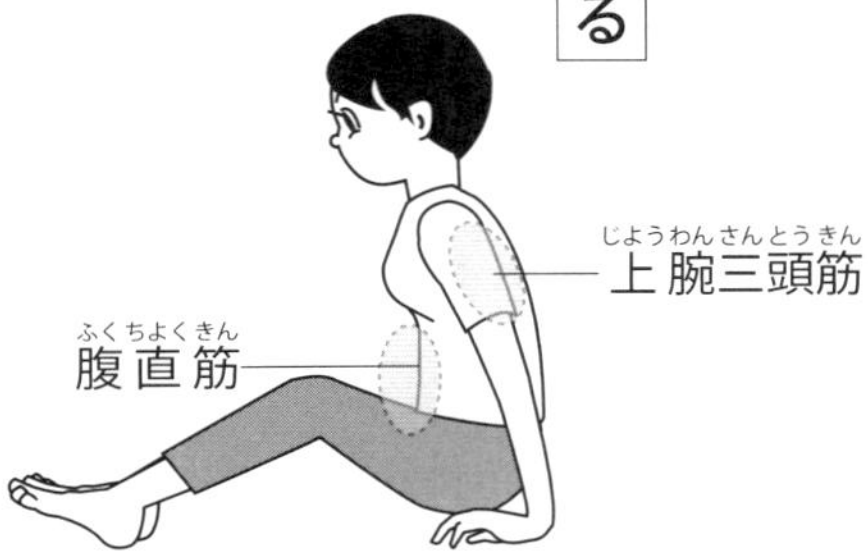

歩く

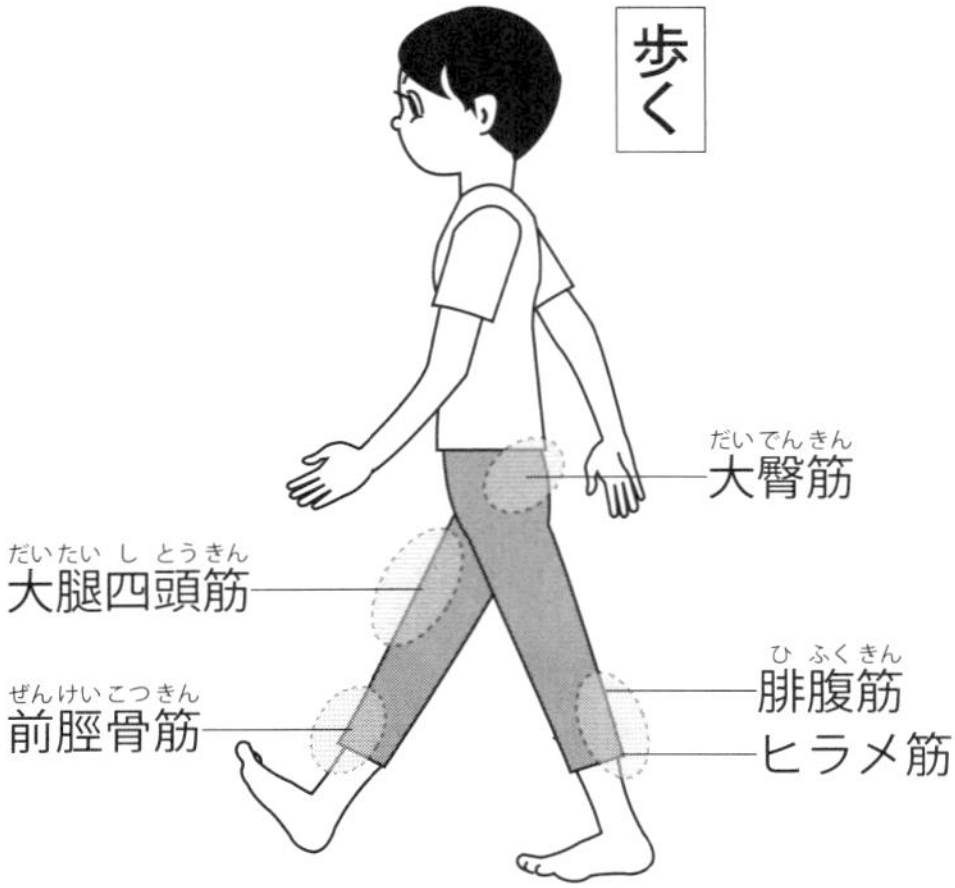

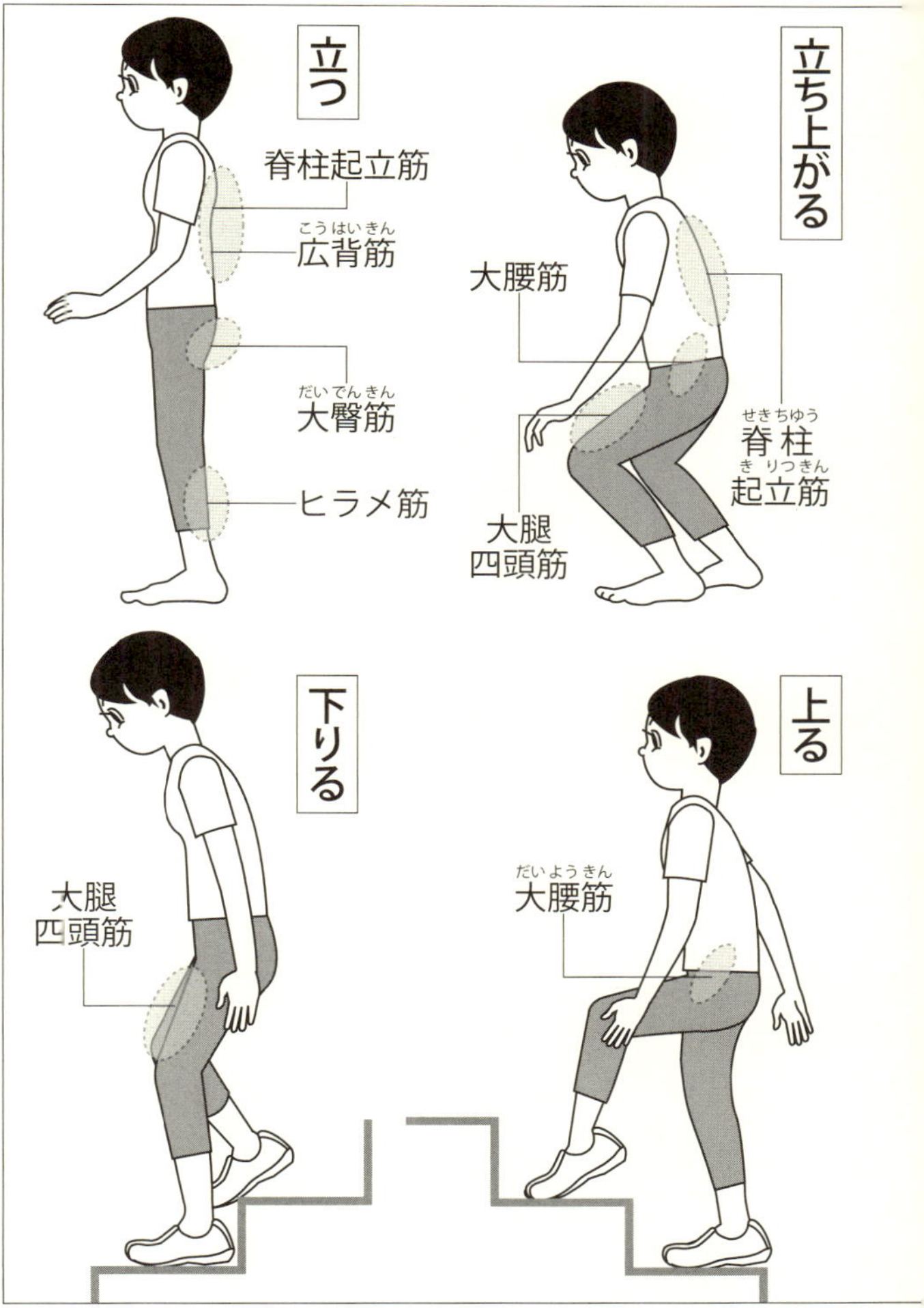
立つ
脊柱起立筋
広背筋《こうはいきん》
大臀筋《だいでんきん》
ヒラメ筋
立ち上がる
大腰筋
脊柱《せきちゆう》
起立筋《きりつきん》
大腿
四頭筋
下りる
大腿
四頭筋
上る
大腰筋《だいようきん》

Ⅰ．動作編

1、ほぐす――身体も毎日お手入れを

今日着たスーツにはブラシをかけて埃《ほこり》を落とし、しわにはアイロンをかけてからハンガーに吊るすと長持ちします。肌着は洗濯して畳んでおけば、また気持ちよく着ることができます。身体も同じように、くたびれたまま1日を終えれば、ぼろぼろになるのも早いことでしょう。ちょこっと手入れして、〝身体の持ち〟がよくなるよう心がけたいものです。

動けないほど疲れている時は「寝るのが薬」ですが、日々の疲労は、軽く身体を動かすほうが取れやすいです。

身体は、どんなに柔軟性があっても、筋力があっても、縮こまっていたのでは、動きをスムーズにすることはできません。まずはほぐれていることが大切です。

ゆさゆさ、ぶらぶら、だらだら身体を動かしてみましょう。これが、いつでもど

こでもできる超お手軽な手入れ方法。衣類の埃落とし同様に、手足をぶらぶら振ってください。関節のすきまが少し取り戻せ、明日が楽になることでしょう。

衣類のちょっとしたしわなら、ひっぱって伸ばせるように、身体もじわーっと伸ばしてストレッチすると、柔軟性が維持されます。縫い目がほころべば繕《つくろ》い、補強布をあてると服が長持ちするように、筋肉も補強、つまり筋トレすれば、筋力維持につながります。

引退したハンマー投げの室伏広治《むろふしこうじ》選手が「遠くに投げるには筋肉を鍛えるより、関節を柔らかくすることが重要」と、赤ちゃんの動きまで取り入れて、身体をほぐす練習をする姿をテレビでみたことがあります。加齢で落ちる筋力を関節を柔らかくすることでカバーし、私たちも日常動作がスムーズにできるようにしておきたいですね。

鳥は飛び立つ前に翼を充分に広げ、犬も猫も動く前に前足を伸ばしたり、背中を丸めたりして関節をよーく伸ばしています。ペットを飼っている人はそんな姿を日頃から目にされていることでしょう。

❶「バンザイ」でほぐす：
腕・背中・体側がほぐれる

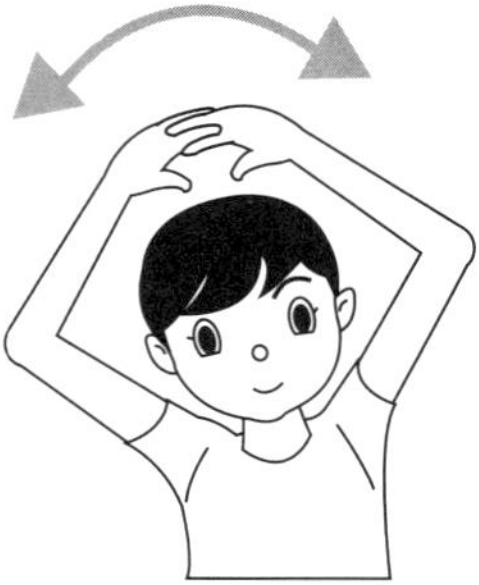

手の平を上に向けて、
両手を組む

肘をゆるめて「ゆさゆさ」
小刻みに揺する

ほぐれたら、大きく伸びをして、左右にゆっくりと引っ張る

❷「後ろ手」でほぐす：
肩・胸部・腰部がほぐれる

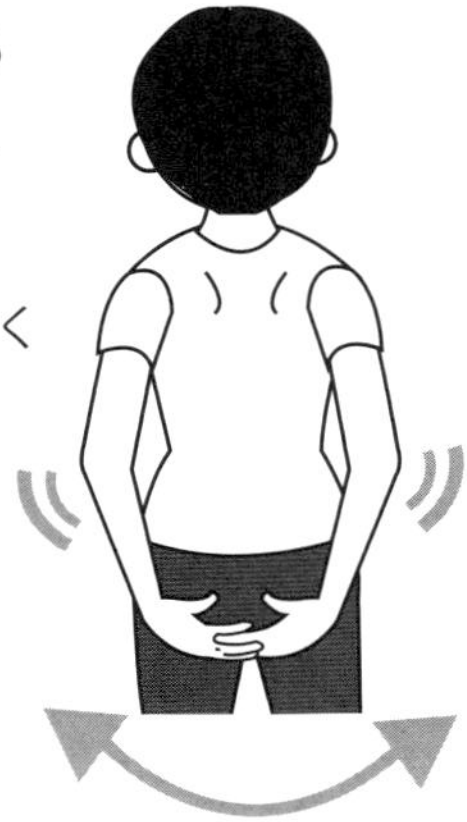

両手を下げて、後ろで組んで
「ゆさゆさ」揺する

ほぐれたら、肩甲骨がくっつくくらい引っ張る

❸「足踏み」でほぐす：
頸部・腰部がほぐれる

イスの背などに両手を掛けて、
下を向く

「だらだら」膝高く、足踏みをする

つま先は垂れているほうがよい

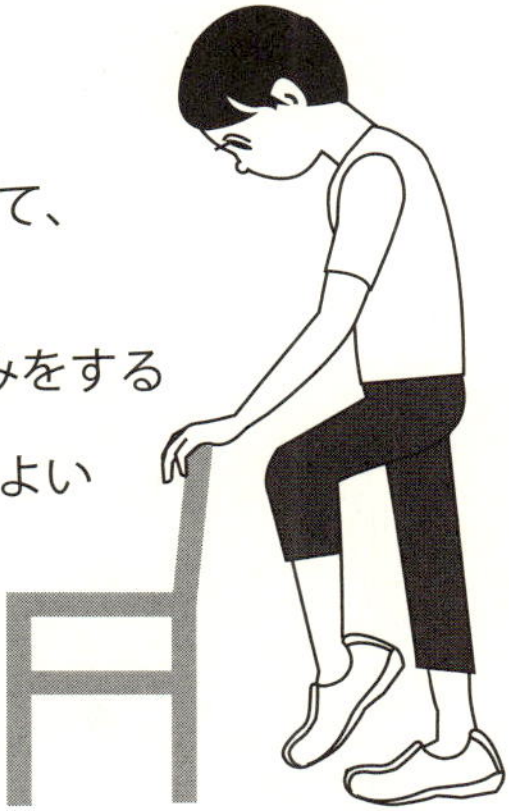

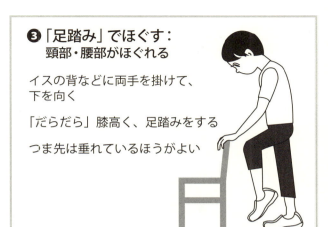

❹寝転がって（就寝時、布団の中など）、
両手足を上げる：
腕・脚がほぐれる
手足のむくみ予防になる

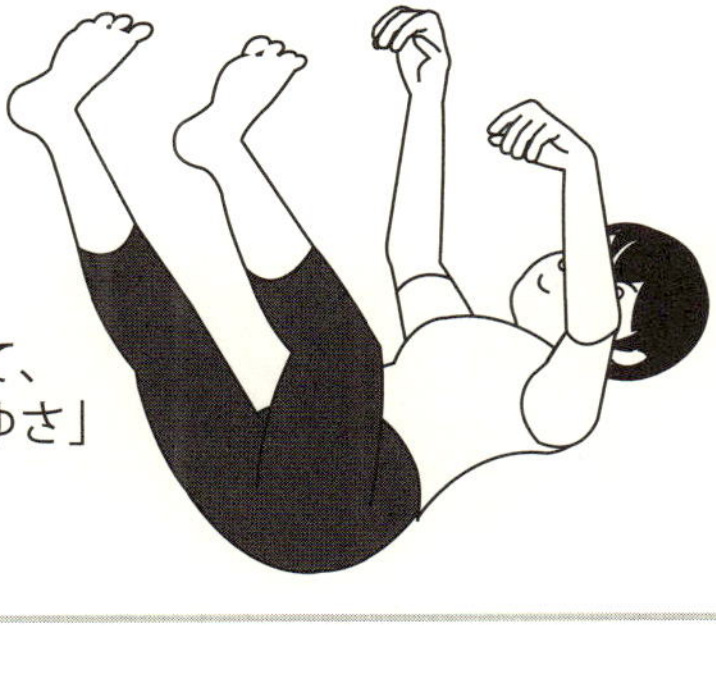

手足の力を抜いて、
小刻みに「ゆさゆさ」
揺さぶる

赤ちゃんや動物の動きからも学ぶことがありそうです。

畳や床に寝て「うつぶせでバンザイ」できますか？「あおむけでバンザイ」できますか？　膝や足の甲を揃えて身体を直線に伸ばせ、肩関節がちゃんと床に着いていますか？　正座や、踵をつけてしゃがむ、となると困難な人も多いのではないでしょうか。関節の老化は20代から始まるそうですが、使わなすぎても、使いすぎても老化していきます。

お手軽にバンザイしてから、頭上で手を組み、肘をゆるめて、小刻みにゆさぶってみましょう。腰掛けていてもできます。ほぐれたら一度大きく伸びをして、右に左にゆっくり引っ張っておくと体側が伸びてすっきりします。

次は手を下げて、後ろで組んでゆさゆさゆさ。ほぐれたら、組んだ手を肩甲骨がくっつくくらい後ろに引っ張ってみましょう。胸が開き、呼吸までスムーズになります。パソコンでの事務作業も、料理も掃除も、仕事はほとんど手を下げ前に出して行います。仕事の合間に、手を上げたり、後ろ手にしたりすれば、気分もちょっとリフレッシュできます。

2、伸ばす――ストレッチでブレイクを

背骨は軽くS字状にカーブして7つの頸椎《けいつい》、12個の胸椎、5個の腰椎、仙骨1、尾骨1、計26個の骨の積み重ねで成っています。節の間には椎間板《ついかんばん》という軟骨があり、それがクッションになって、無理なく首や腰を前後左右に可動しています。よって湾曲部位の首や腰には常に負担が掛かっているので、重みからまめに解放しておかないと、腰痛などを起こしやすいのです。

誕生してから、赤ちゃんはつかまり立ちをし、だいたい1年で歩くようになります。それから60年から70年間、立ったり座ったり、歩いたり、階段昇降したり、膝は下半身の要《かなめ》として身体を支えています。4足動物から2足歩行の人間になり、膝は柔軟な対応ができるように進化してきました。しかし加齢とともに、いびつな動きと運動不足で、膝に違和感や痛みを感じることがあります。そうなると歩くのが

億劫《おっくう》になります。

膝や腰に痛みを感じるようになると、移動だけではなく、仕事、趣味、買い物、孫やペットと遊ぶことなども辛くなり、生活の質を変えてしまいます。関節の手入

立って

◎伸ばす時は息をゆっくり吐き出し、気持ちよさを実感する

❶ 全身・体側

安定よく立って、手の平を上に向け頭上で両手を組む

息をゆっくり吐き出しながら上に引っ張る

右に引っ張り、戻して、左に引っ張る

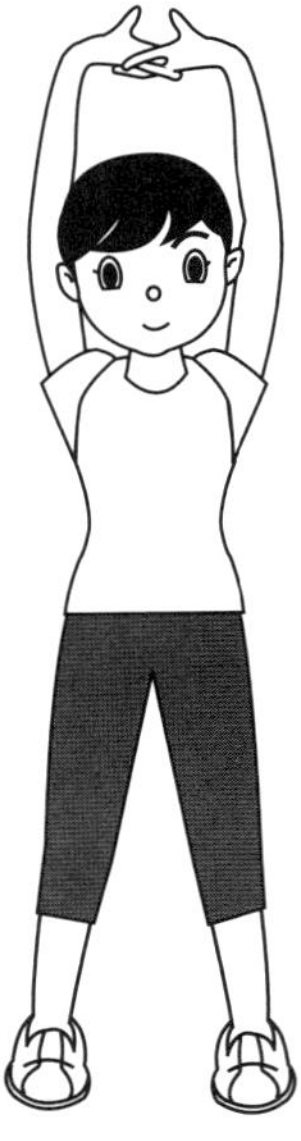

❷ 背中・腰部

胸の前で肘をゆるめて組む

膝を少し曲げてから、息をゆっくり吐き出しながら、あごを胸につけるようにしてうなだれる

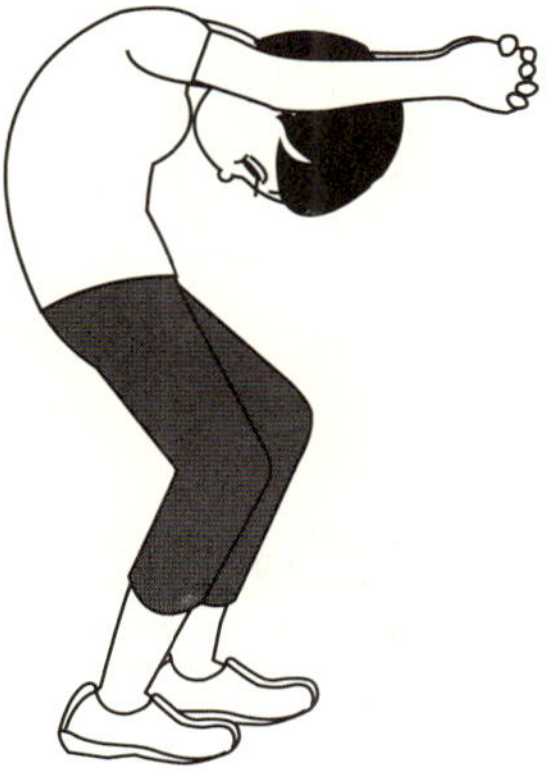

❸ 胸・腹部

あごを少しあげて、手を後ろで組んで胸を張る

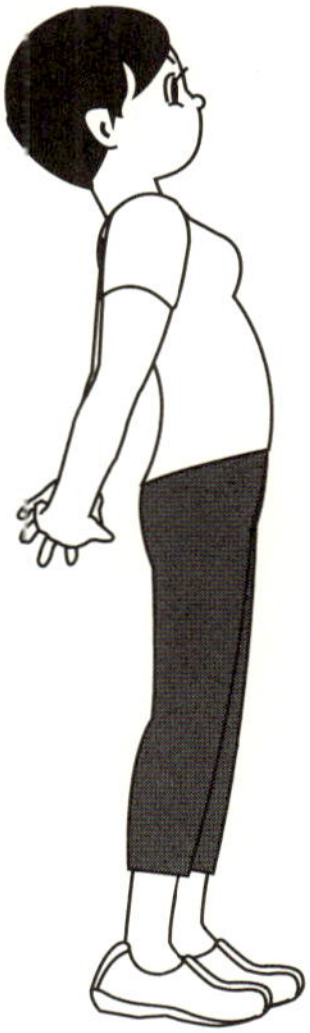

れは大事です。

私も段差を下りたり、長く歩いていて、膝に違和感や痛みを感じることがあります。「この痛みが治らなかったら、どうしよう……」と、ちょっと心配になることがありますが、しばらく静止して、そーっとストレッチすると、また元気に歩ける

座って

① 上半身・体側

前を見て、手の平を上に向け頭上で両手を組み、ゆっくり息を吐き出しながら、上に引っ張る

右に引っ張り、戻して、左に引っ張る

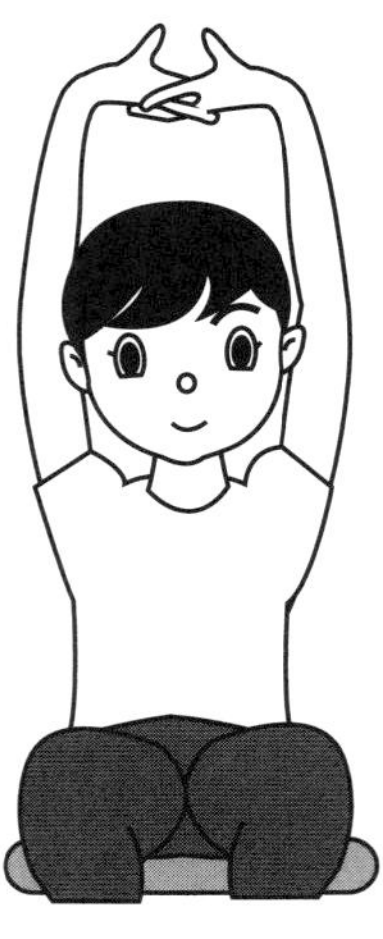

② 背中・腰部

手を胸で組んで肘を軽く曲げ、
息をゆっくり吐き出しながら、
あごを胸につけて
うなだれる

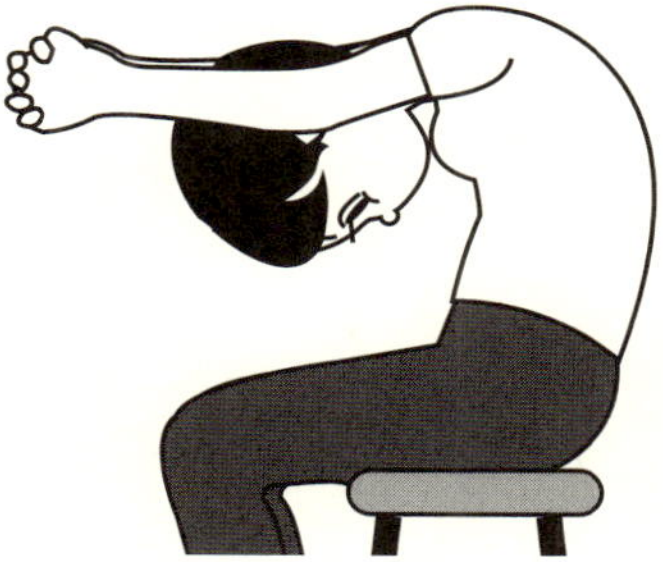

③ 胸・腹部

あごを少しあげて、
手を後ろで組んで
胸を張る

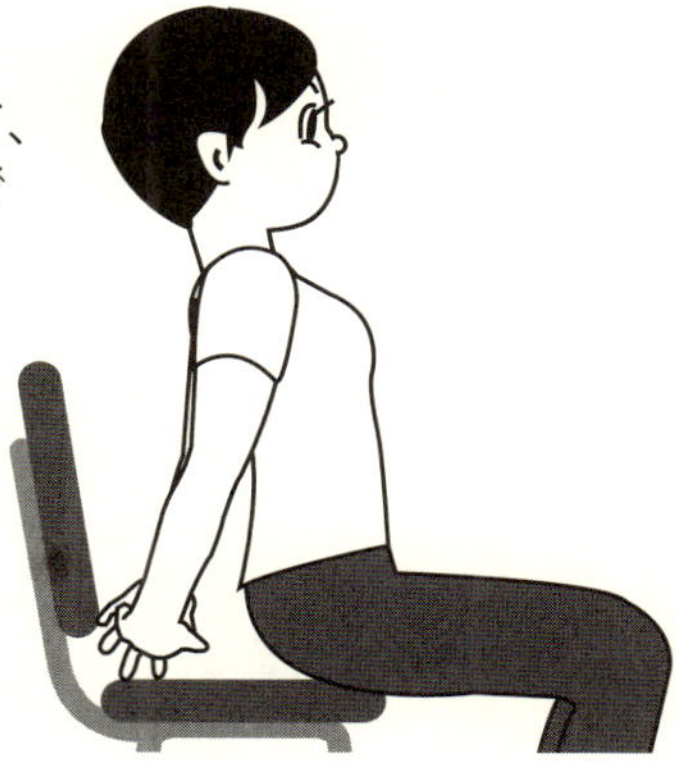

ことがよくあります。

「バンザーイ」して手を組み、思いっきり伸びをします。次に、組んだ手を前に、あごを胸に押し付けてうなだれるように下を見ます、ぐーっと猫背。そして立ち上がり、今度は両手を後ろで組み、若干上を見ながら、胸を張ります。息をゆっくり吐きながら、それぞれのポーズをとります。

これは原稿作成などパソコン作業をしている時の私のルーティンワーク。1時間に2度3度、行っているかもしれません。パソコン作業中は手は常に前、うつむき加減、目も肩も腰も固まってしまいそうですが、これでリフレッシュ。今日は腕が上がりにくいとか、呼吸が苦しい、腰が重い、胸が張り辛いなど、体調がよく分かります。いつも同じことをすることが、心身の管理に役立っています。

「バンザーイ」だけでもいいストレッチです。鼻からゆっくり息を吸い込み、口から吐き出しながら、手首を持って引き上げると背筋が伸びて、いい気持ちです。1日に何度もやって、気分もリフレッシュ。〝コーヒーブレイク〟のように、まめに〝ストレッチブレイク〟をとりましょう。

仕事やテレビを観るなど、同じ姿勢を続けたときに、まず身体ほぐしで関節などをゆるめてから、軽くそーっと伸ばします。

スポーツ、ウォーキングなど運動をした後には、反動を付けないでゆっくり丁寧に伸ばします。「1・2・3・4」で鼻から息を吸っておいて、「5・6・7・8・9・10・11・12」と、その倍くらいゆっくり口から吐き出しながら伸ばすと、深呼吸になり、気持ちよくなれるし、疲労回復も促せます。お風呂あがり、寝る前なら、心地いい眠りを誘います。

手始めにささやかなストレッチを習慣にしていきましょう。

3、筋トレ――ゆっくり動けば筋肉がつく

海外への旅も、欧米まで行っていたのがアジア地域となり、国内旅行もだんだん近場の温泉へ、そして近所の買い物や公園散歩もままならなくなったら、自宅の庭や家の中を歩く、加齢とともに徐々に行動範囲が狭まってくのは、自然なことです。でも終《つい》の棲家《すみか》で家族と食卓が囲め、自力で入浴や洗面、トイレにいければ、日々の暮らしは快適ではないでしょうか。それを目指すなら、元気に歩ける今が勝負です。

昭和の初めの日本の家屋は、玄関もお勝手も上がるのに段差があり、和式のトイレはしゃがまなければならず、お風呂の浴槽も深くて、入るにも出るにも股関節をかなり動かしました。畳に立ったり座ったりしてちゃぶ台で食事をし、寝る時は布団を敷き、目覚めれば立ち上がり、重い布団を押し入れに入れていました。日常動作のひとつひとつが幼いうちから筋力をつけ、老いてはそれが筋力の維持になって

いました。

しかし現代は家の造りも生活形態も洋風化し、動作が楽になり、ひとたび身体を痛めた時には助かりますが、バリアーの少ない生活形態では、日常動作でつく筋肉が少なくなり、老いてからの筋力維持が難しくなっています。現代の家屋で暮らし、家に居ることが多くなってくると、老化がどんどん加速します。歩く、立つ、座る、階段昇降するなど日常動作に使う筋肉を意識して動かすことが大切です。

健康診断で指摘される「メタボ」はなじみのことばになり、運動・食事などに気を配っている人は多いですが、「ロコモ」はご存じですか？　骨・関節・筋肉・神経など身体を動かす運動器の障害を指す「ロコモティブシンドローム（運動器症候群）」のことです。最近もうひとつ、「サルコペニア」ということばも聞かれるようになりましたが、筋肉が減少して筋力が低下していくことを意味します。

「メタボ・ロコモ・サルコ」はいずれも身体を動かさないことなどの積み重ねで生じます。体重が変わらないからといって安心は禁物です。落ちない体重分は脂肪に蓄積され、筋力は減少、老化を加速します。

家事をし、電車やバスに乗って外出、スーパーでの買い物など、ごく普通の暮らしを続けていくにも、多少の努力をしておかないと、老いの速度に負けてしまいます。なんらかの手だてを持つことが大事です。

ささやかな筋トレでも積み重ねると、衰えを緩やかにし、現状維持もできます。体操教室やスポーツクラブに行かなくても、自分の体重を負荷にして行う「自体重筋トレ」は、ゆっくり繰り返すほど効果があります。家で一人でできる老化予防の体操のひとつです。

自分の筋力が今どれくらいあるか、実感してみましょう。方法はいたって簡単。歩く、階段や段差の昇降、イスの立ち座りを、日頃の「マイペース」と「ゆっくりペース」でまず試してみます（注・手すりなどすぐに手を添えられる所で行う）。楽に「ゆっくり」ができますか？「ゆっくりペース」で足元がおぼつかない感じがしたら、筋トレが必要です。「この歳で筋肉を鍛えるなんて……」という尻込みは禁物です。

「きんさん・ぎんさん」が百歳ご長寿の代表で人気者になられ、ぎんさんの４人の娘さんたちもそろって元気な高齢者でした。ちょこんと座布団に座ったCMでデビューされた時、きんさんは一人で歩けなかったそうです。サッサと歩くぎんさんに刺激され、「自分で歩きたい」と接骨院で筋トレを始めたのがなんと105歳の時。きんさんを歩けるように指導した久野信彦《くののぶひこ》院長は、著書『老筋力』（祥伝社、2008年）に「筋トレはいつ始めても遅すぎることはない」、「やれば必ず効果が出る」、「意欲を持ってやれば継続できる」と書いています。

今は元気に歩けても、楽をしていると加齢により筋力は落ちていくので、まずは現状維持を心がけねばなりません。ささやかな筋トレでも、積み重ねていけば、効果が実感できます。簡単なところからお試しください。

・洗面台に手をついて、背伸び、踵を上げたり、下げたりすると、ふくらはぎや足の裏の筋肉が鍛えられ、歩くときに力強く踏み出せます。
・カーペットや畳のふちでつまずくのは、脛の前側の筋肉が衰えて、つま先が上がりにくくなるからです。つま先をゆっくり上げる筋トレで、脛の筋肉は強くなり、つまずきを予防できます。

「ウエストを細くしたい」、「メタボ検診の腹囲測定までに、お腹をひっこめたい」、男性からも「腹を引き締めたい」の要望は一番多く、また腰痛の予防にも、胴回りの筋トレは大事です。

腰部は上半身と下半身を繋ぐ要《かなめ》にあり、内臓を守る、姿勢をよくする、腰痛予防、便秘改善、転倒予防……などなど、身体維持に大切な部位です。お腹にはいろいろな臓器が入っているのに、前や脇に支えてくれる骨がなく、楽な姿勢で過ごせば、加齢とともに筋肉が緩み、お腹はたるんでしまいます。お腹の筋肉は帯のように横になっているもの、斜めに走るものなど、幾重にもなっており、一通りの方法のみで鍛えることはできません。学生時代、「腹筋50回！」などと言われて繰り返した筋トレは胴回りをまんべんなく引き締めず、腰痛を引き起こすこともあり、実は適切な方法ではありません。

・膝を直角に立てて、「イーチ、ニーイ、サーン、シー」とゆっくり数えながら、上げられるところまで上半身を起こし、「ゴー、ロ－ク、シーチ、ハーチ」と、ゆっくり戻します。5回から始めて10回連続に、慣れたらそれを2セット。回数やセット数は徐々に増やしていきます。

トレーニング後に全く疲れを感じないようでは向上しませんが、3日も4日も疲労感や筋肉痛が残るのは、やり過ぎですから、各自上手にさじ加減しながら、継続してください。

前を見て、歩幅を少し広げて歩くと元気にみえますが、下肢も上肢も筋肉がしっかりしていないと、その姿勢で歩き続けることはできません。胴体の前だけでなく、後ろの背筋もないと姿勢はすぐにくずれてしまいます。そこで背中に目を向けてみます。上半身は、立ったり、座ったり、歩いたりの姿勢を背筋が支えていますが、楽な姿勢を続けていれば、加齢とともに背中は丸みを帯び、腰も落ちていきます。背筋も鍛えて、背中をシャキッとすれば、若々しい姿勢が取り戻せます。

・背中全体は、「右手と左足、左手と右足の肘と膝」で、背中を対角線に引っ張ります。立って壁などに手を添えてもできますが、バランスを崩すと危ないので、まず四つんばいになって、試してみましょう。片手・片足で胴体を支えるので、バランス能力の向上、骨の強化にもなりますが、最初は不安定なので足だけ上げて、慣れたら、手足同時に行います。やはり、徐々に回数・セット数を増やしていきます。

中高年になると、スポーツ・筋トレなどのやり過ぎは、老化を促すことにもなりかねません。少しずつ頻度、負荷、セット数などを減らしていけば、いつまでも筋トレは可能。筋力を保っていればゴルフや水泳やジョギング、ウォーキングなどなど、長く続けられると私は考えています。加齢とともに上手に運動量を減らして、体力を維持しましょう。

記憶の中ですっかりセピア色に変わってしまいましたが、「ニューヨークで暮らす老人は険しいまなざしをしている」という説明のついた写真、たまに行く東京で地下鉄の階段を上る時にそれを思い出します。バリアフリー化は進んでいますが、都心には駅などに古い急な階段はまだまだ多いので、老いても東京暮らしを続けると険しい表情になるような気がします。

私の地元にある成田山の参道から平和の大塔《だいとう》を往復し、数日後に鎌倉に行き、長谷寺《はせでら》を訪ねたことがあります。久々の観光でしたが、両方とも角の取れた古い石段が続き、上りも下りも厳しい。北京郊外の万里の長城を思い出しました。手すりを持っても滑り落ちそうなつるつるの石の坂道が続きました。

一見便利な大都会の生活も、歳をとってからゆっくり訪ねたくなる社寺など古い観光地への旅も、体力によって制限されるとつくづく思いました。老いてはほどよく整備された街で暮らし、最新の美術館やコンサートホールを訪ねるのが危険も少なく、ふさわしいことでしょう。大都会暮らしや名所旧跡への旅は、若い時に大いにやっておくべしと思った行楽でしたが、ゆっくり筋トレで筋力維持をしておけば、歳なりに行動範囲も維持できます。

カンタン・ゆっくり筋トレ

◎「イ～チ、ニ～イ、サ～ン」「シ～イ、ゴ～オ、ロ～ク」と声を出して数えながら、ゆっくり往復の動作をする。5回連続から始め、慣れたら10回連続2セット行う

◎少し「きついなー」と感じるところまで行うと効果的

❶ 踵上げ：
ふくらはぎ・足の裏の筋肉の強化
転倒予防・姿勢安定・エコノミークラス症候群予防

腰幅に足を開き、両手を台に置き、前を見る

踵をゆっくり上げて、ゆっくり下げる（背伸びする）

洗面台で鏡を見ながら行うと、姿勢がよくなる

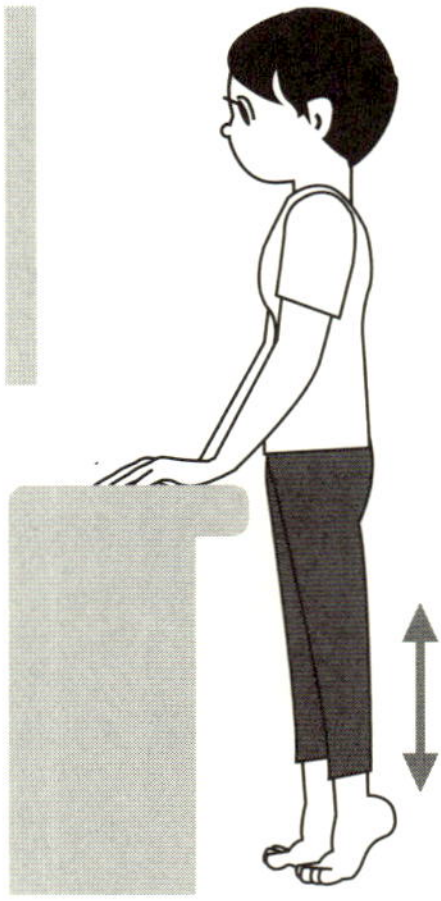

❷ つま先上げ：
脛の筋肉の強化・歩行のつまずき予防

下を見て、つま先を上げて、下げる

できるだけ腰を引かないようにする

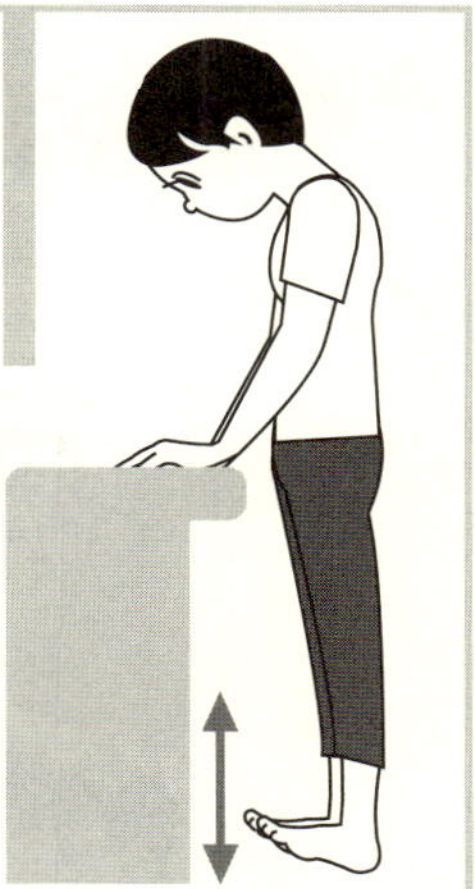

❸ 膝伸ばし：
太もも前面の筋肉の強化・階段を下りる時を支える

腰掛けて前を見て、膝を伸ばし、戻す

つま先はバレリーナのように伸ばさない

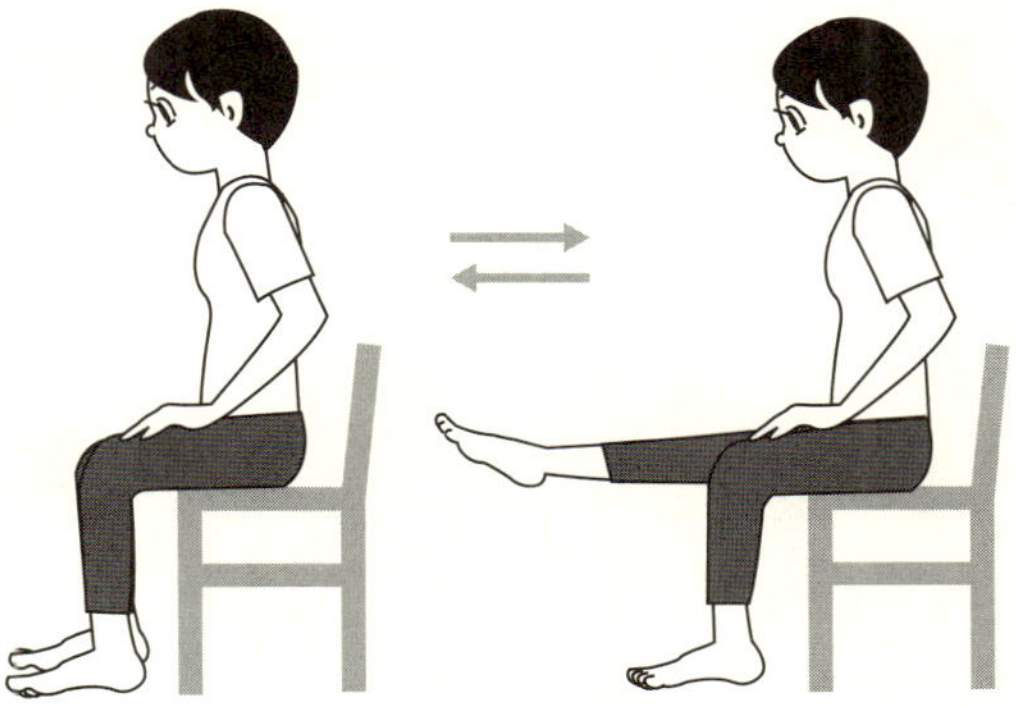

❹ 股上げ：
上半身と下半身を繋ぐ筋肉の強化・階段を上る時を支える

腰掛けて、膝を直角のまま持ち上げ、額と近づけて、下げる

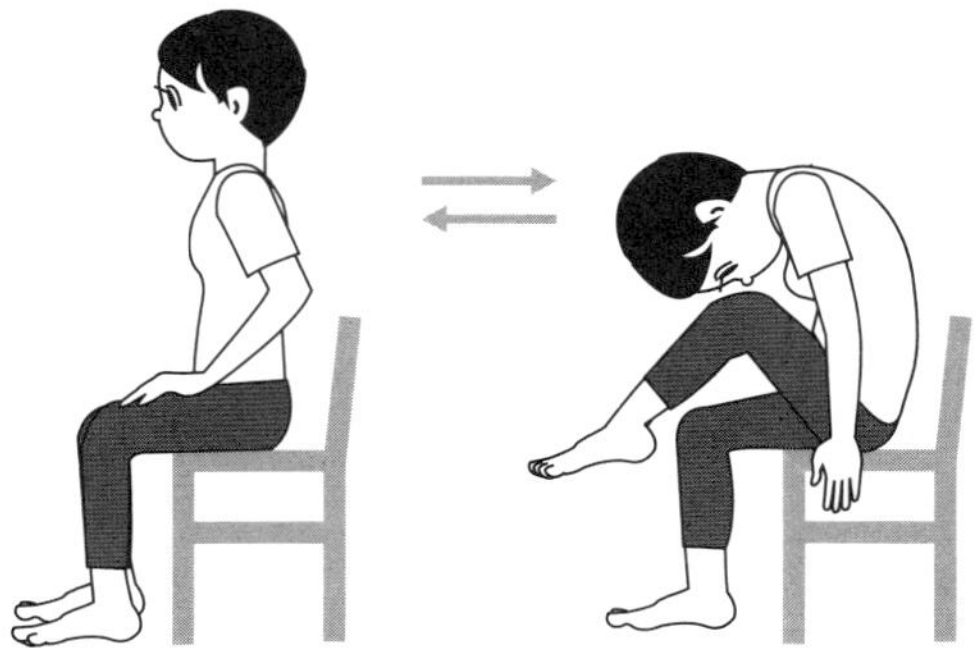

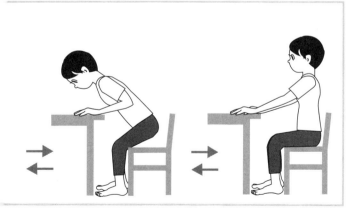

❻ 上体起こし：
胸からお腹の筋肉の強化・起き上がる時を支える

寝て膝を直角に立て、膝の間を少し開ける

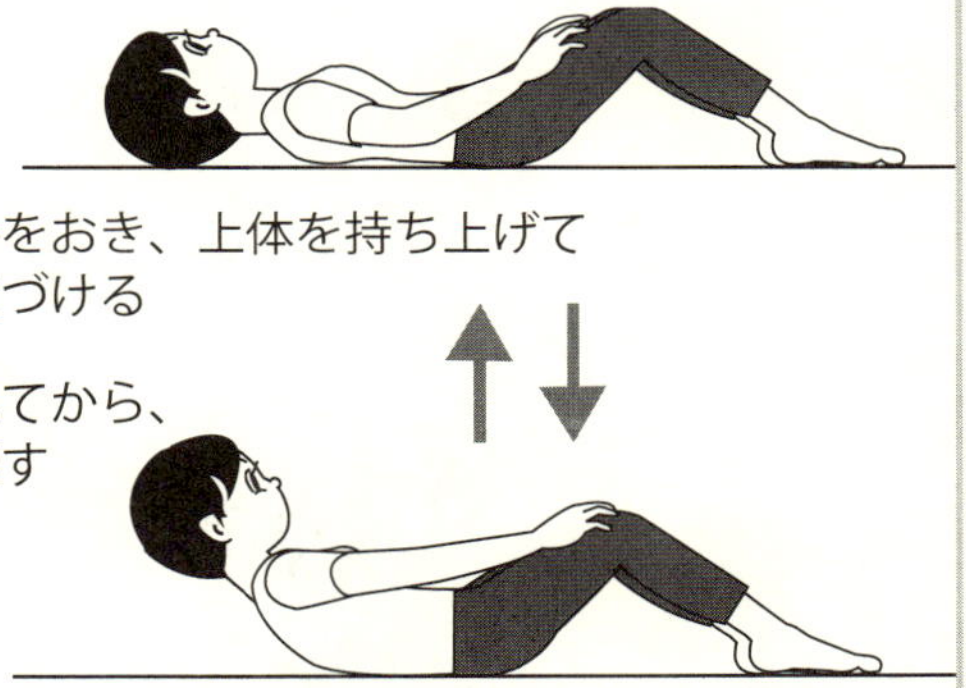

太ももに手をおき、上体を持ち上げて
手を膝に近づける

膝の間を見てから、
ゆっくり戻す

❺ スクワット（食卓利用）：
太ももの筋力強化・立ち座りや階段昇降などを支える

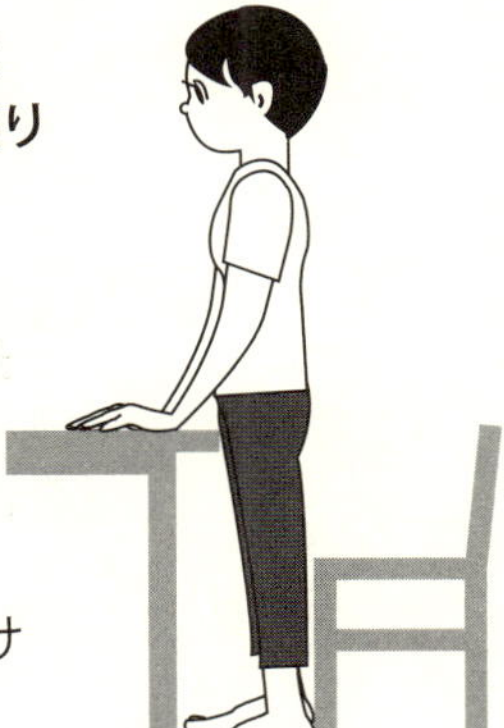

肩幅に足を開いておいて、
テーブルに手をつく

ゆっくり立って、ゆっくり
座る

膝の裏側がイスからできるだけ
離れないようにする

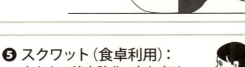

❼ 四つんばい手足伸ばし：
背中の筋肉の強化・姿勢を支える

四つんばいになり、顔が床と平行になるよう下を見る

右手左足・左手右足を伸ばす、慣れるまでは足のみ伸ばす

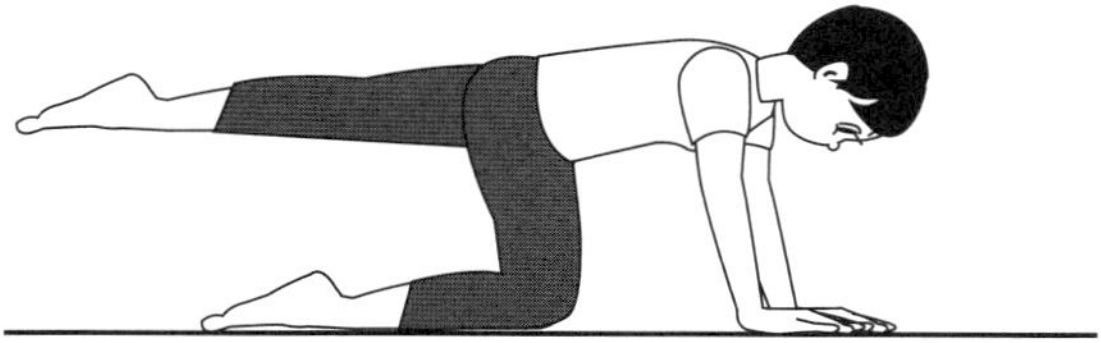

足のみ伸ばす

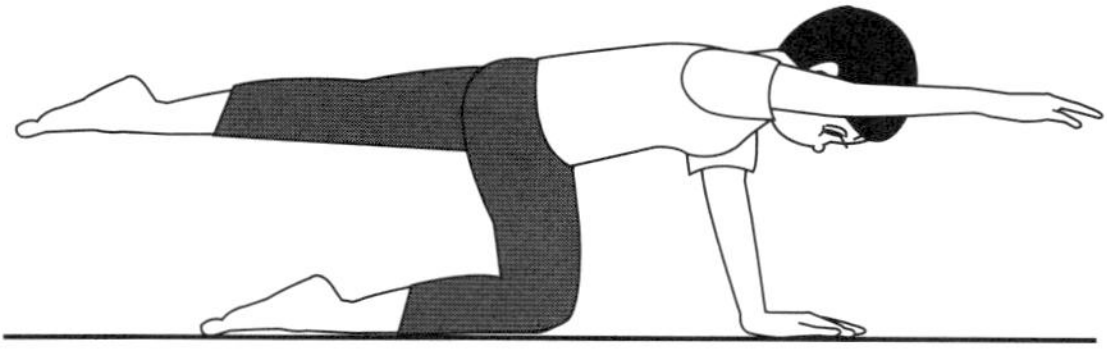

手足を伸ばす

一緒に筋トレ！

自分のことは自分でできる高齢者、介護保険の「要支援」程度なら、家で少しでもストレッチ・筋トレなど生活の中に取り入れていると、現状維持につながります。できるだけ身体介助を受けないで自立した暮らしを続けていければ、日々快適なことでしょう。

私の母は晩年までコーラス参加が生きがいでした。週1回、シルバーカートに楽譜を入れて参加、帰りには並びのスーパーで食料品を詰め込んで押して帰るのが常でした。

Uターンした兄がその姿を見て、「カートを押してばかりいると腰が曲がるから、杖をついて歩くほうがいいよ」と、ほんの家の周りだけの散歩でしたが、毎日兄が寄り添いました。久しぶりに会うと、腰が少し伸び、母の歩く姿がよくなっていました。94歳で亡くなる日まで母と息子の散歩は続き、最期まで、入浴、トイレ、食事などの身体介助を受けることはありませんでした。

私も帰省の折には食卓で一緒にスクワット・踵&つま先上げ・膝伸ばし・股上げをしました。ゆっくりするほど効果はありますが、無理をせず母のペースで5回くらいずつ繰り返しました。「よく足が上がるねー」と母は私の動きに感心していましたが、ささやかでも筋トレを繰り返しておくと、現状維持につながり、寝たきり予防になります。ちょこっとでも一緒に行うのが大切です。

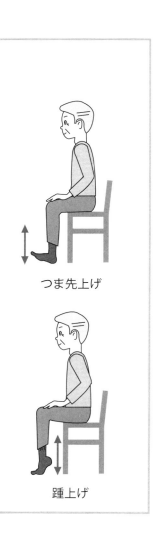

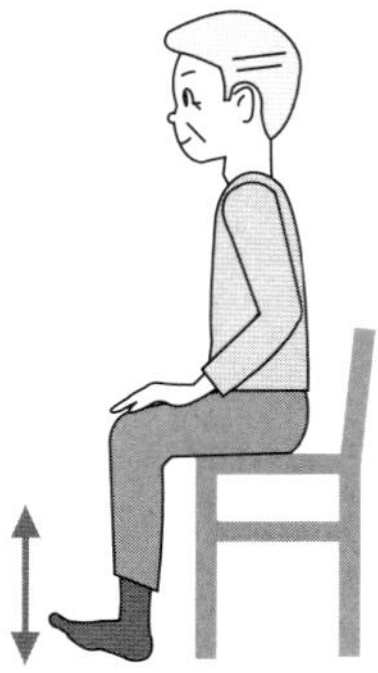

つま先上げ

踵上げ

《楽しく動こう!》

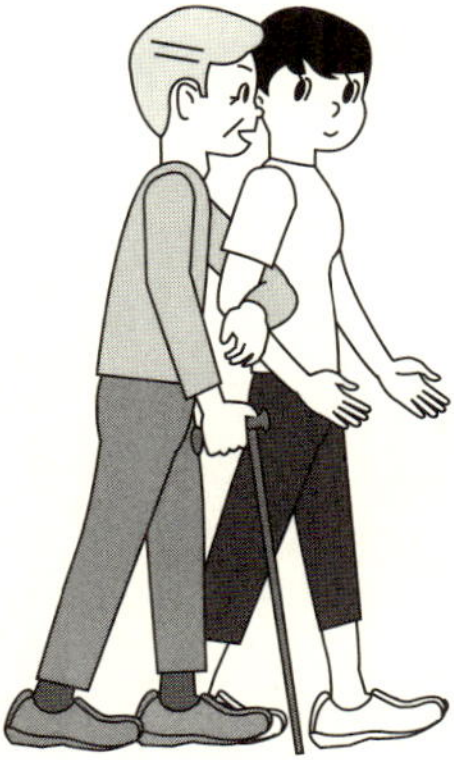

二人で散歩

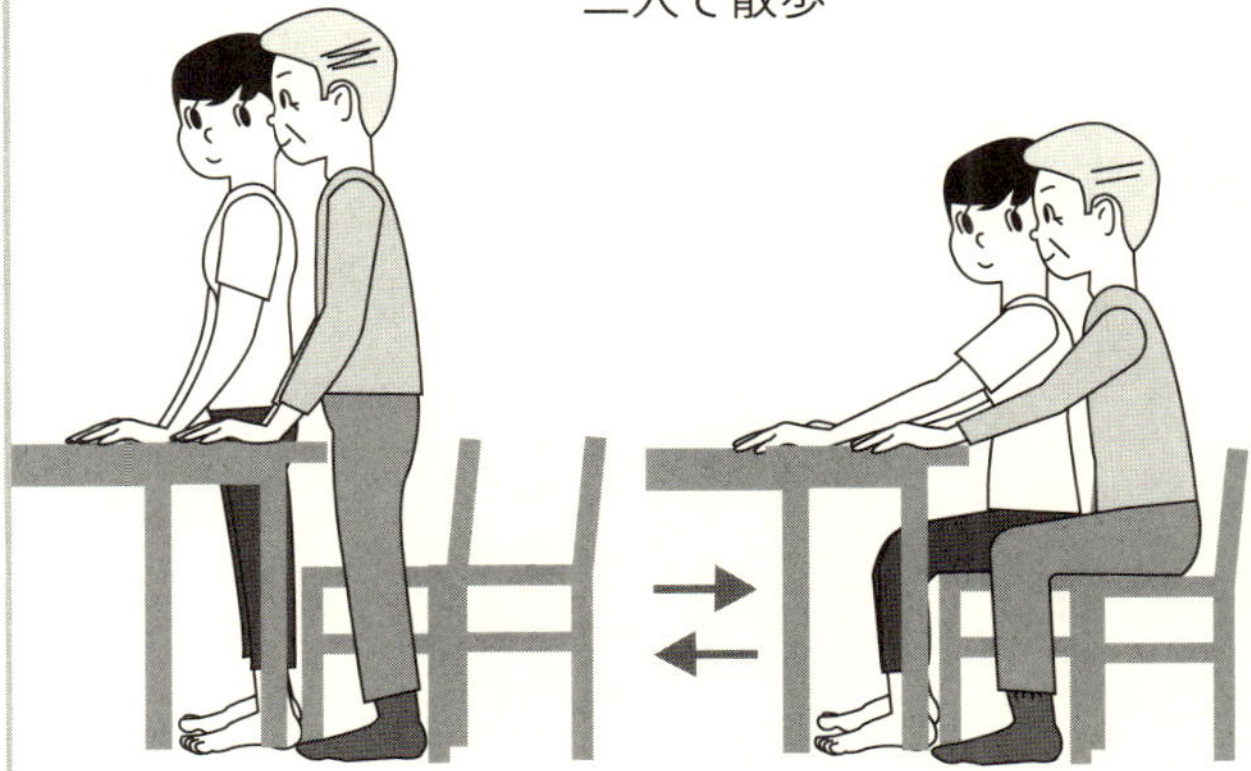

食卓利用のスクワット

II．身体のパーツ編

4、呼吸と姿勢——いい姿勢は元気の証

「姿勢をよくしたい」、「猫背をなおしたい」という相談をよく受けます。私自身も「きれいな姿勢をとりたい」といつも思っていますが、長年取り続けた身体のくせと、気持ちの緩みで崩れがちです。

トップアスリートの魅力は、競技のパフォーマンスや勝敗もさることながら、私はその立ち姿に引きつけられます。積み重ねた練習と鍛え上げた筋肉で姿勢が崩れないのです。アスリートのように鍛え上げることは困難でも、できる範囲の筋トレと、「よい姿勢をしよう」という意識で、シャキッとしてみましょう。

人間の背骨は軽くS字状に湾曲《わんきょく》しており、細い首に重たい頭（大人で4～5キロ）が載っています。視線を下げれば、支えている背も曲がり、背丈も縮こまってしまいます。重い頭をすくっとまっすぐに支えていれば、背骨の負担は少ないのですが、

前かがみになったり、反り気味になったり、また左右に傾いていると、支える負担が背骨にかかってきます。

しかし胸を張って「気をつけ」をすると、いい姿勢になれそうですが、これはNG！　胸を張って前を見ようとすると、肩が後ろに引かれ、腰が反り返って、猫背ぎみとなり、長い間に腰に首にも負担がかかります。

大きく息を胸に吸い込んで肩を引き上げてみましょう。背骨が伸びます。ストンと肩を落とし、前を見る。これで背中が自然に伸びて、腰への負担も少ない、いい姿勢となります。

両手を上げて、鼻からゆっくり息を吸い込みながら、手首を持って引き上げると背筋が伸びて、いい気持ちです。息をゆっくり口から吐きながら、手を下げるといい姿勢となっています。深呼吸するので、気分もリフレッシュできます。

大っぴらに手を上げたり、肩をすぼめたりできない時は、前を見て胸を引き上げるように大きく息を吸い込むだけでも、背筋が伸びます。フッと息を吐き出して肩の力を抜けば、いい姿勢が取れています。背中が緩んだな、と感じたら、密かに繰り返すことで、姿勢が維持できます。

人間には206個の骨があるのだそうですが、その間には関節があり、加齢とともに、そのすきまは狭くなり、身体が縮んだり、痛みが出たりします。背骨は26個の骨の積み重ねでできているので、健康診断のたびに身長が低くなるのもうなずけますが、いい姿勢をとることで、それに少しでもブレーキをかけたいものです。

ずっといい姿勢で立っている、座っている、歩き続けるとなると、腹筋・背筋など筋肉の支えが必要です。それにはそれぞれの部位の筋トレが大切ですが、まず、いい姿勢をとることから、試してみましょう。胸を引き上げる呼吸をすることで、横隔膜などの筋肉が動き、筋トレにもなり胸からお腹周りの引き締め、いい姿勢を支えます。

姿勢がよくなれば、5～10歳若々しく感じられます。胸を引き上げる呼吸とリラックス、「姿勢をよくしよう！」という意識が大事です。

❶ “気をつけ”の姿勢

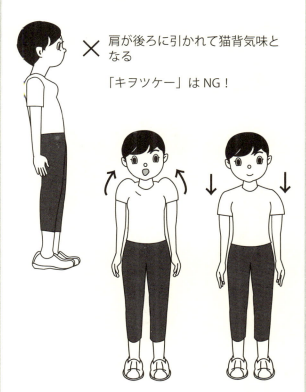

× 肩が後ろに引かれて猫背気味となる

「キヲツケー」はNG！

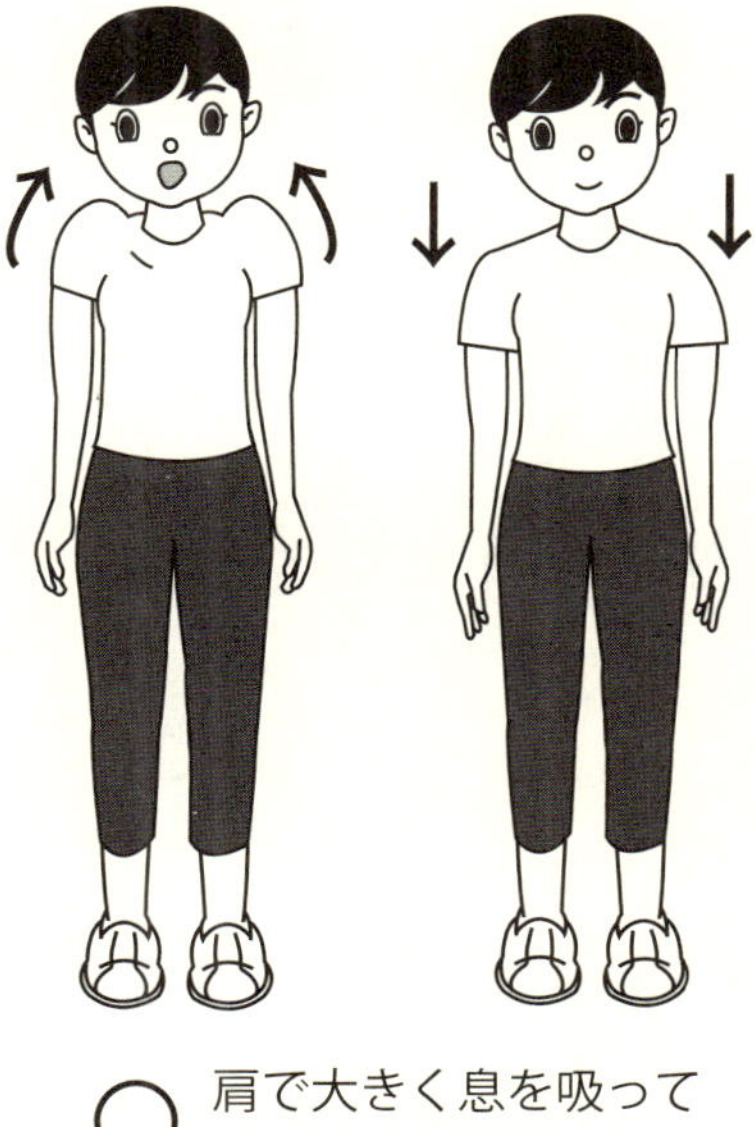

○ 肩で大きく息を吸ってストンと力を抜く

❷ 胸式呼吸で背筋を伸ばす

胸がふくらむほどしっかり鼻から息を吸い込む、フッと口で吐き出す

「バンザーイ」して、大きく息を吸い込む

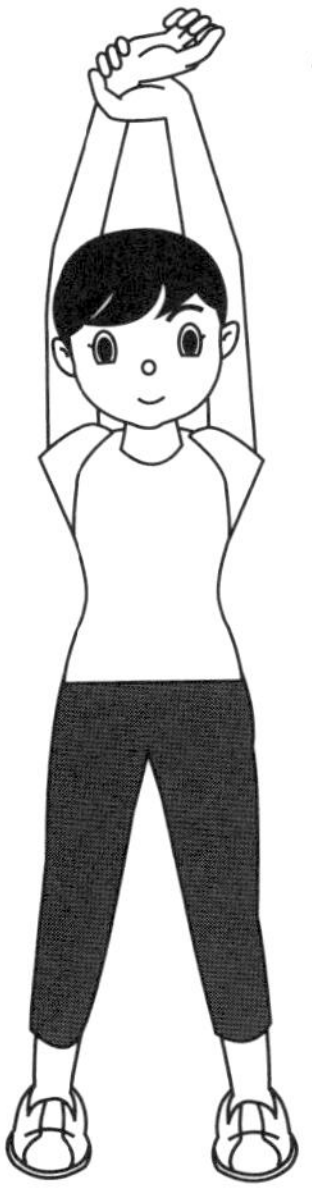

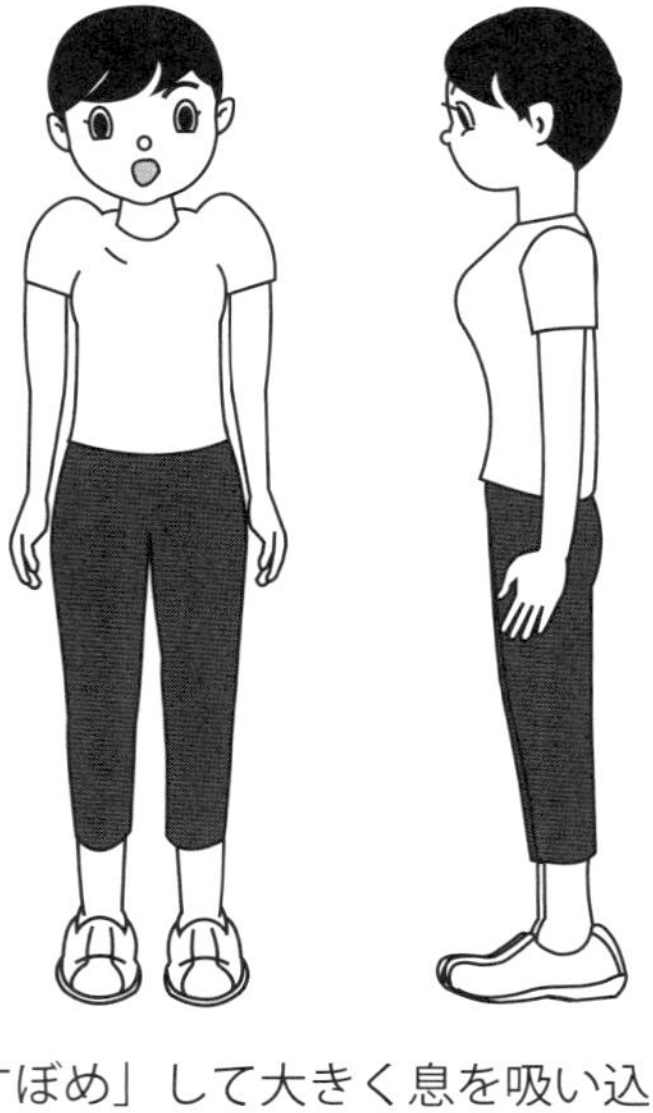

「肩すぼめ」して大きく息を吸い込む

ダラッと手を下げ、ストンっと肩を落として吐き出す

❸ 膝立ちで背筋を伸ばす

膝を肩幅に開き、親指を近づけて膝立ちする

肩で大きく息を吸ってから、ストンと肩の力を抜いて、吐く

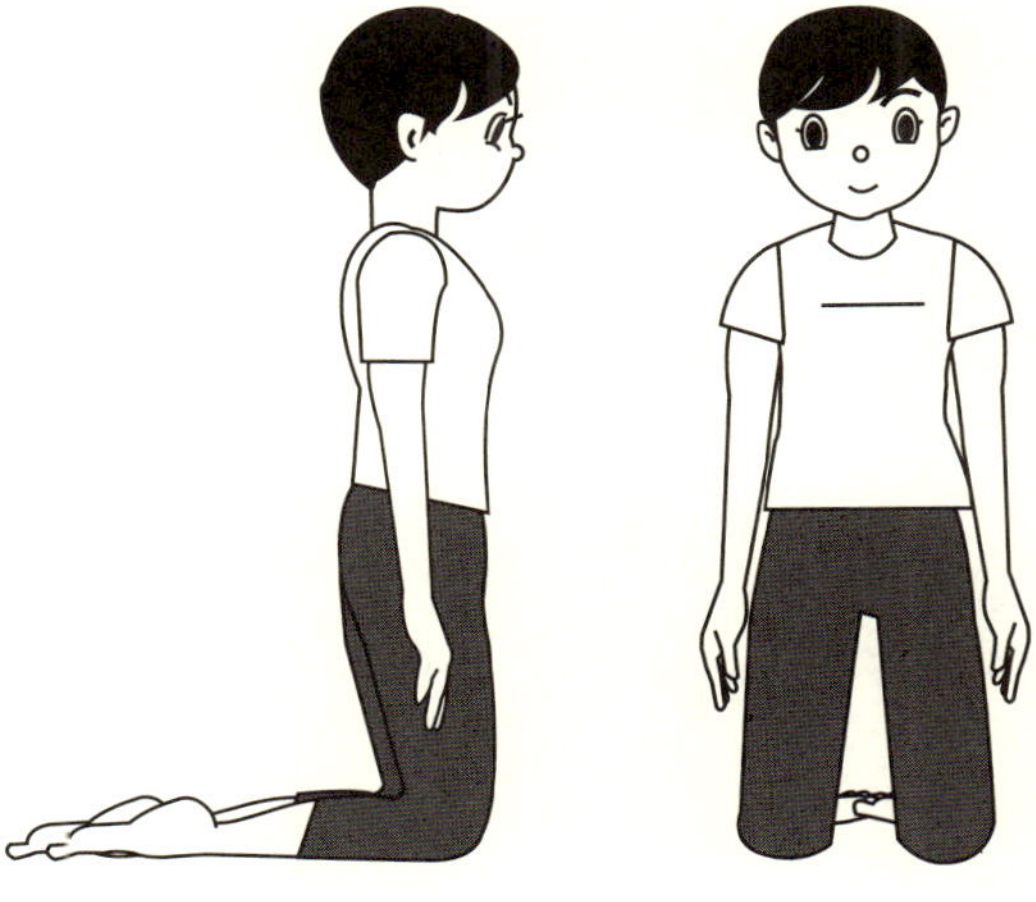

5、健康ウォーキング

「学校の先生が軍隊あがりでね、『上見て歩け、下見るな！』と言われ続けたものでね……」といつも姿勢がよく若々しい物腰の男性。60歳代かと思ったら「今年から後期高齢者ですよ」と返ってきて驚きました。伸びた背筋がスポーティーなブレザー姿をびしっときめています。

私が新聞で健康コラムの連載を手掛けた時の初回タイトルが、「前を向いて歩こう」でした。先の先生のことばと同じ「姿勢をよくするには、うつむいて歩かないこと」がテーマでした。先生が怖くてことばを意識せざるをえなかったというその男性は、70歳を超えても教えがしっかり身についているのですね。

私の生活圏は成田国際空港の周辺。海外のエアーラインクルーによく出会います。かっこよく歩く姿が目に留まりますが、私たちとどこか違う。どこだろうとある時じっくり観察してみると、視線が違うのが分かりました。われわれ日本人は、おおむね歩く時に斜め下を見ており、歩幅も狭く、踵をひきずるように歩いていることが多いので、猫背でとぼとぼとなりやすいのです。

一方、元気よく歩いている人は、前を見ています。背筋が伸び、歩幅も広く、かかとからスッスッと移動しています。5～10歳若く見え、子供なら、はつらつ元気いっぱい！　お姉さんたちはすてきに見えます。少々くたびれた衣服を着ていても、見栄えがよく、逆に高級ブランド品を身に着けていても、猫背でとぼとぼとなると貧相に映り、老けて見えてしまいます。

私もついつい楽な姿勢をとりがちなので、「前を見よう！」と自らに言い聞かせるようにしています。歩いている時、立っている時、座っている時、胸をひきあげるくらいの深呼吸をして、ストンと肩の力を抜いて前をみると、楽にいい姿勢がとれます。

人は移動する時にほんの一瞬ですが、片足立ちにならないと、次の一歩を踏み出すことはできません。全身のいろいろな筋力、バランス能力を必要としています。

前を見て、歩幅を少し広げると元気にみえますが、下肢も上肢も筋肉がしっかりしていないと、その姿勢で歩き続けることはできません。姿勢を支える胴体は太く、前側の腹筋だけでなく、後ろの背筋もないと姿勢はすぐにくずれてしまいます。そこで背中に目を向けてみます。立ったり、座ったり、歩いたりの姿勢を背筋が支えていますが、楽な姿勢を続けていれば、加齢とともに背は丸みを帯び、腰も落ちていきます。背筋も鍛えて、背中をシャキッとすれば、若々しい姿勢が取り戻せます。

「踵から着地して、前を見て」歩いていますか？　転ばない歩き方のポイントは、つま先がつっかえないようにちょっと上がっていることです。駅などで高校生の一群が前から来ると、しっかりつま先が上がり、スニーカーの裏のカラーが分かるほどです。

つまずかないように、つっかえないように歩くには、まずつま先が上がらねばなりませんが、つま先をつかさどっているのは、脛の神経と筋肉です。その強化がまず大切です。洗面台やテーブルに手をついて、背伸びをするような踵上げや、つま先をぐっと上げるような筋トレをやっていますか？　ぜひ続けて、脛・ふくらはぎ・足の裏の筋肉を落とさないようにしましょう。

颯爽とは逆に、ゆ〜っくり一歩一歩進むことができますか？　家の中でまっすぐ歩けるところを確保して、大股で、極力ゆっくりと。難なく歩けた人は、下肢の筋肉の衰えが少なく、バランス能力もあり、体幹もしっかりしています。右に左にふらふらとするようなら、手を打たねばなりません。このゆっくり歩きを毎日数回繰り返すことです。この成果は、しっかりとした足取りとなって実感できます。

◎目安　週２～４回
30～60分
５０００～８０００歩

◎歩き過ぎは膝など痛めるので、生活歩数も含めてトータルし、自分の基礎体力に応じて調整する

◎歩く前に下肢中心に軽くストレッチ、終えたらゆっくり丁寧にストレッチ

❶ 元気に歩こう!!

前を見て、少し大股で、踵から着地する

歩き始めの５～10分は肘をやや直角に

手先が胸より上がると心拍数が上がり、身体が温まる

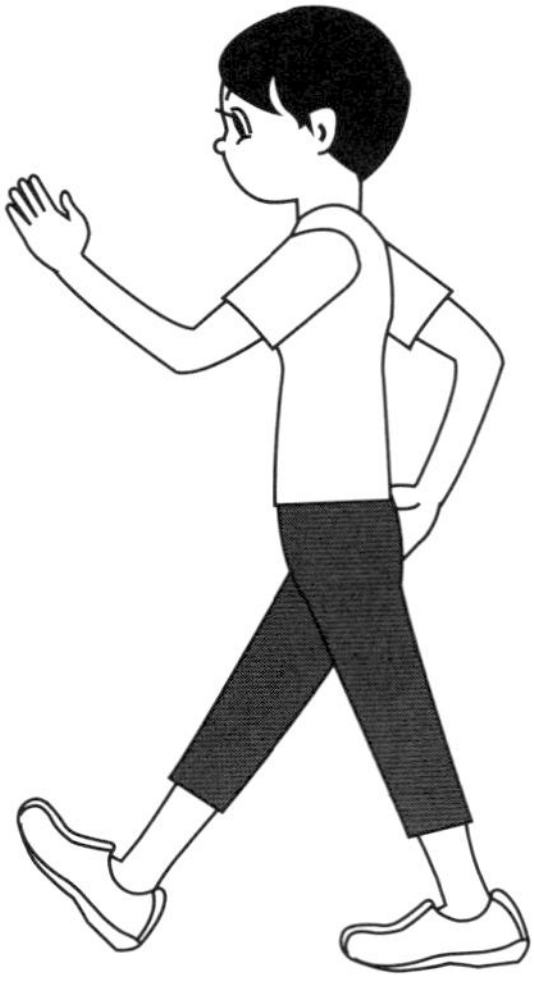

❷ 楽に歩こう!!

身体が温まり慣れたら、手先は高く上げず、振り下ろすと前かがみになりにくく、よい姿勢が保ちやすい

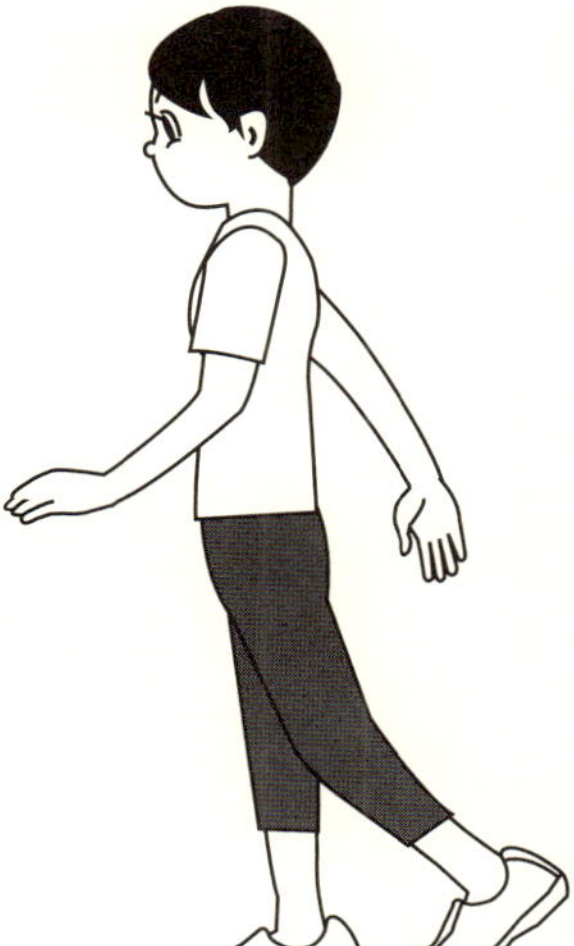

❸ 時々ほぐし歩き！

首・膝・腰などに疲れを感じたら、うつむき加減で膝を高く上げて、タラタラと歩いてみる

首・腰などがほぐれて、歩きやすくなる

時々この歩きを挟むと疲れが溜りにくい

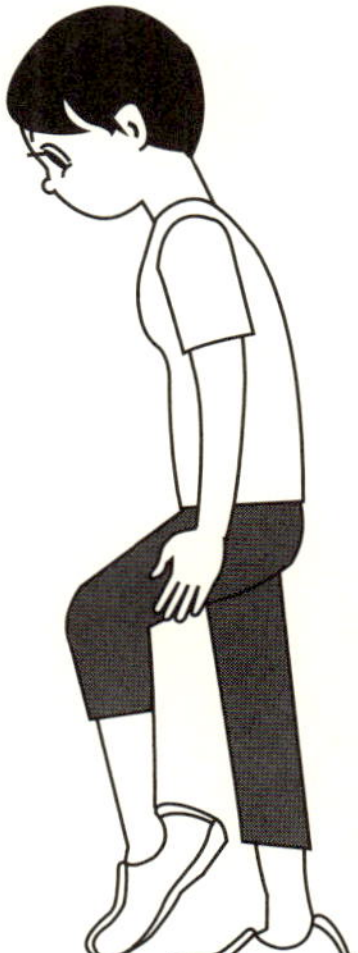

6、膝は悲鳴をあげている

外出して駅などのトイレに入った時、入り口に行列が……、ところが個室がいくつか空いていることがあります。列の中には高齢者と呼ぶにはふさわしくない人も。服装の都合もあるでしょうが、和式便座でしゃがむのがつらく、洋式便座を待っているように見受けられました。

家庭ではほとんどが洋式に代わった現在も、学校のトイレはまだ和式が6割です。「和式トイレの練習を、就学時前の保育園や幼稚園で行っている」という新聞記事を読んだ直後だったものですから、中高年にも、和式トイレトレーニングが要るのかなと思ってしまいました。

体操教室の準備運動では、しゃがんで立つ動作を取り入れています。メンバーの中に最初からさっと立ち上がれる方がいました。「何かトレーニングをしているのですか？」と尋ねると、「外出した時には、和式トイレを必ず使うようにしている。空いていて早く入れるし……」と。家での日々は洋式であり、駅のトイレなどは1週間に一度も利用しないことがあるでしょうが、たまにでも若い時からずっと続けている効果は大きいのです。見習わねばと思いました。

和式トイレでのしゃがんだ姿勢は、足首・膝に大きな負担がかかりますが、足首、脛、太もも、背中などのストレッチになります。しゃがんで立ち上がる動作が筋肉トレーニングとなっているのです。

和式トイレしかなかった時代には、老若男女、日々いい筋トレをしていたのですね。ひとたび膝や腰が痛くなると、洋式トイレは助かりますが、日々の暮らしの中で自ずとできていた筋トレには捨てがたいものがあります。

歩く時には踏み出すたびに片足の膝に体重がかかり、痛みを感じるのです。階段や坂道ではつらさが増します。

太り気味だとその負担は大きいので、体重を落とさねばなりません。痛みがある時はジョギングやウォーキングで減量はできないので、浮力のあるプールでのウォーキングや水泳など水中トレーニングはいい方法ですが、まず食事の改善とストレッチ、筋トレを行うのが肝要です。

膝が痛くなって、一度整形外科医の診察を受けて、動かすように指示されたら、膝関節を支えるももの筋肉の強化をしましょう。前面の大腿四頭筋は、階段を下る時に膝を支える大事な筋肉なので、膝を支える力が衰えないように若い時から筋トレしておくといいです。食卓のイスなどに腰掛けてできる「膝伸ばし」は手軽にすぐ実行できます。

ももの後ろ側のハムストリングの強化もして、膝関節をしっかり支えられるようになると、痛みが軽減したり、解消することもあります。痛いからといって動かないでいると、筋肉がどんどん細くなり、さらに支えられなくなると同時に、関節も動きづらくなります。少しずつでも動かしておきましょう。

❶ 膝ほぐし

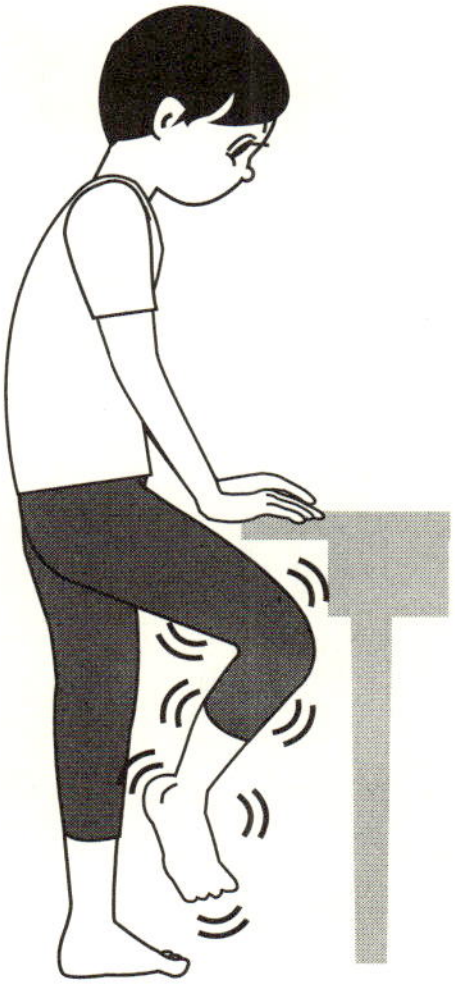

①長く同じ姿勢や動作が続いたら、足をぶらぶらゆすってほぐす

②１日を終えると、下肢の関節には負担がかかっているので、横たわって、足先を小刻みに「なか・そと、なか・そと」と動かす

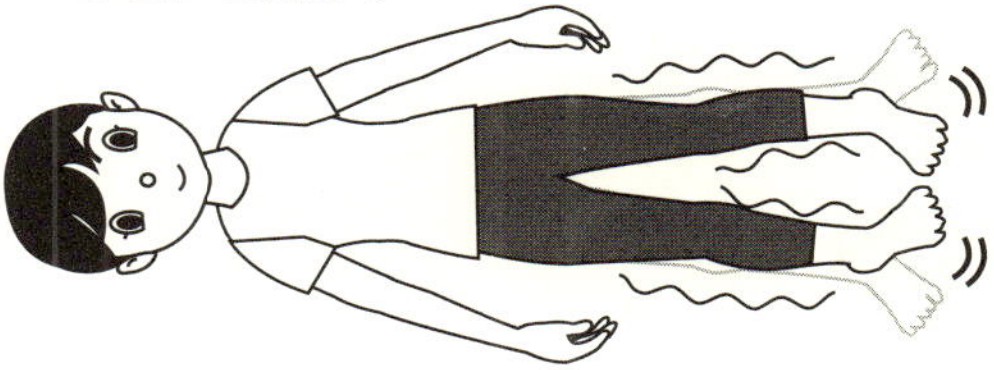

③つま先伸ばしと踵突き出しを軽く繰り返す

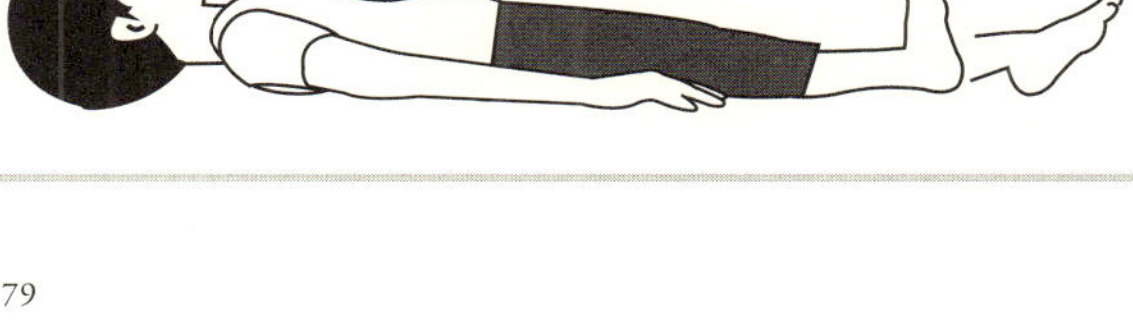

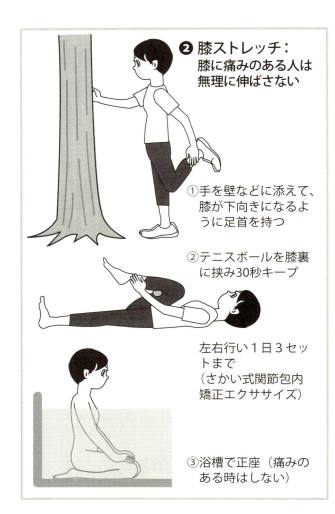

❷ 膝ストレッチ：
膝に痛みのある人は無理に伸ばさない

①手を壁などに添えて、膝が下向きになるように足首を持つ

②テニスボールを膝裏に挟み30秒キープ

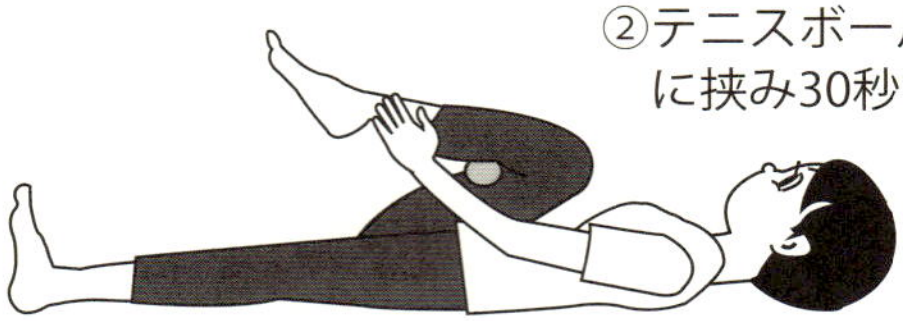

左右行い１日３セットまで
（さかい式関節包内矯正エクササイズ）

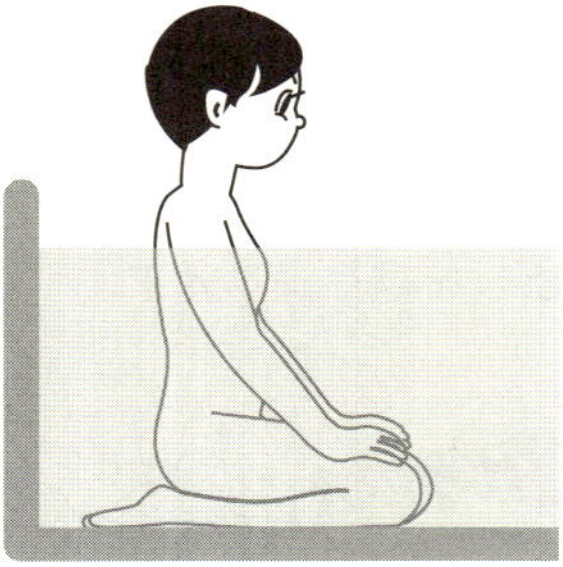

③浴槽で正座（痛みのある時はしない）

❸ 膝の筋トレ：
脚の力を抜いてゆっくり往復する

①膝上前側の筋肉強化

前を見て、膝を
ゆっくり伸ばし、
ゆっくり下ろす

足全体の力を抜
いて動かす

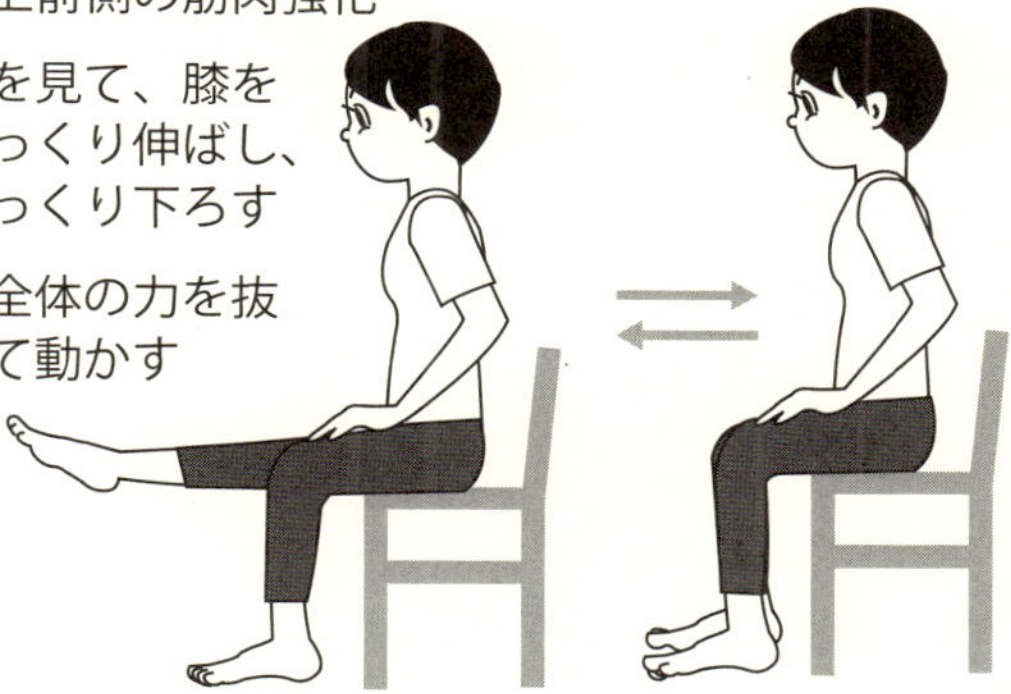

②膝上後ろ側の筋肉強化

テーブルなどに手をつき、
ややうつむき加減にして、
膝下をゆっくり直角ま
で曲げ、ゆっくり戻す

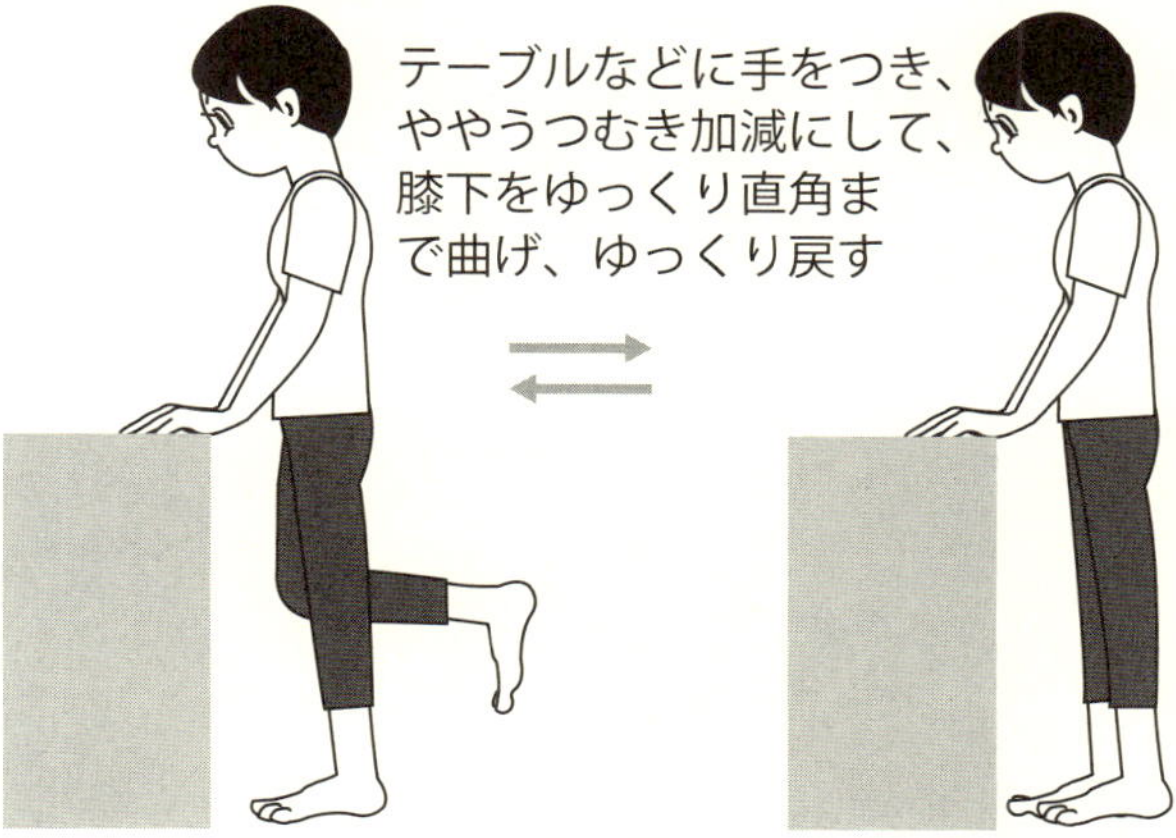

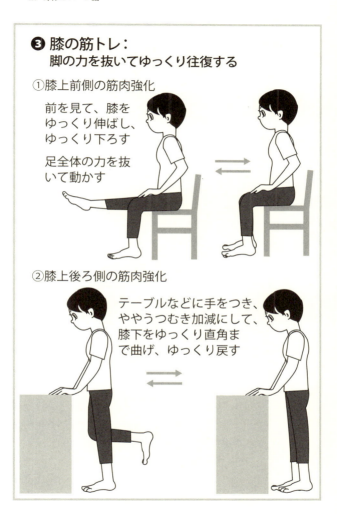

7、腰をいたわろう

水泳好きが高じてスイミングスクールでの子供の水泳指導から、中高年向きの運動指導を仕事とするようになりました。大人専用のスポーツクラブに移ってからは、「泳げるようになりたい」ではなく、「整形外科の先生に腰痛改善に、『プールがいい』と言われたので入会した」とか、「腰にいい水中トレーニングを教えてほしい」といった要望が増えました。シニア入会の目標が、「無理にクロールなどで泳げなくてもいいから、もう少し緩やかなトレーニングをしたい」に変わってきたのを実感しました。

今はどこのプールでもウォーキング専用コースが設けられていますが、私がインストラクターになった頃は、「プールは泳ぐところ」という認識があたりまえで、上手な人はスイスイ泳ぎ、初心者は泳ぐ練習をしていました。私もひたすら泳ぐだけでした。

目を開かされたのは、里帰りの折に母が購読をしていた『暮しの手帖』のバックナンバーに「プールを歩くと身体に良い」という内容のページを見たことです。水の中を歩いている写真が載っていました。プールは水平姿勢になるところとしか思っていなかった者には、水の中を垂直姿勢で移動する姿は衝撃的でした。

当時私は成田市内のホテルにあるスポーツクラブに勤務していました。ホテルにはエアーラインのクルーが宿泊しており、「ここはアメリカか!?」と見まがうほど、ジムではマッチョな男性が重いバーベルを上げたり、長身でひきしまった女性がエアロバイクに乗ったりマシントレーニングに励んでいました。またプールでもエネルギッシュに泳ぐパイロットの姿などを目にしていました。

ある日プール監視をしていると、一人の女性クルーが目に留まりました。小一時間、ひたすらプールの中を歩いているのです。次に来た時もまた同じことをしていました。プールを歩くだけの人など見たことがなかったので、思い切って尋ねてみました。

「全然泳がないで、ずっと歩いているのには、何か理由があるのですか？」と。

「交通事故に遭い、背骨を損傷したが、仕事復帰できるまで快復した。でもまだ元のようではないので、医師の指示に従いプールを利用してリハビリを続けている」、さらに「アメリカではリハビリだけでなく、プールでの健康づくりエクササイズが行われている」というのです。『暮しの手帖』の記事を裏付けるような話でした。

私が興味を持ち、いろいろと質問をしたものですから、そのクルーは次の成田へのフライトの時に、オリンピックの女性メダリストが指導している水中エクササイズの本を親切にもプレゼントしてくれたのです。プールでストレッチしているところ、歩いているところなど、そのメダリストの写真もたくさん載っていました。

4泳法以外のプール指導の本を見たのは初めてで、彼女に感謝し、その本を参考にして、レッスンメニューを組んでいきました。激しいことを排除した内容は、膝・股関節・腰に優しく、プールが初めてのシニアの方も馴染みやすく、腰痛持ちの方も改善につながりました。

水中ウォーキング、アクアビックス、腰痛水泳など、今ではいずれも行っていいないスイミングスクールはありません。当時としては、先手を打ったレッスンだったと思っています。特に腰痛予防や改善のプールレッスンは研究も進み、指導者のための講習会も行われるようになり、私も受講して参考にしてきました。

「仕事をしていると腰が重くなって……」とか「腰痛がよくなるような体操はないか」というメンバーの声は多くあります。プールは浮力・水圧・抵抗・水温のプラス面がありますが、塩素アレルギー、水着になりたくない、面倒だ、などのプール拒否も少なくありません。また特に冬場は、腰痛者にはもっとも避けなければならない、身体を冷やすマイナス面があります。

お風呂なら体温より低い中に入るマイナスをプラスに変え、水中効果も得られます。また家で毎日繰り返すことができるので、お風呂でのリラクゼーションと簡単体操を工夫し、勧めています。水中なら浮力と水の抵抗で動くだけで自ずとできる「ほぐす」ことを、家の浴槽でもやってもらえるような方法を考えました。

関節は筋肉のように、高齢になってもトレーニングと食事で若返らせることができないので、常にできるだけ自然な状態に戻して、健康な関節を維持しておくことが大切です。体重がかかったり、無理な体勢、同じことの繰り返しは関節のすきまが減り、神経にさわると痛みを生じます。できるだけいびつな状態がないようにするには、まめに身体をほぐしておくことです。

かたまった部位を丁寧に伸ばすストレッチも大事です。「猫のストレッチ」で腰部、頸部を伸ばします。四つんばいから左右の足の親指をくっつけて膝立ちし、肩を大きく引き上げるように鼻で息を吸い込み、ストンと肩を落として口で吐き出してみましょう（69ページ参照）。そのままゆっくり10数えると、腰部のみならず背筋が無理なく伸び、気分もすっきりした感じがします。お風呂あがりなら無理なくできるので、毎晩の習慣になると効果が出てきます。

ほぐして、伸ばしても、それを支える筋肉がしっかりしていないと、つらい部位はまたつらくなります。関節を支えるための筋トレも欠かせません。

特に腰部は太い胴回り、しかもお腹側は骨のない柔らかい場所、これは筋トレで鍛えておかないと、無防備に垂れていきます。両サイドの脇腹も、鍛えなければ伸び放題です。簡単お手軽な方法もあるので、試してみてください。

❶ 重たい物の持ち方
× 腰をかがめて
持ち上げない
○ 片膝つくか、
両膝少し曲げる
○ 身体にしっかり
とつけて運ぶ

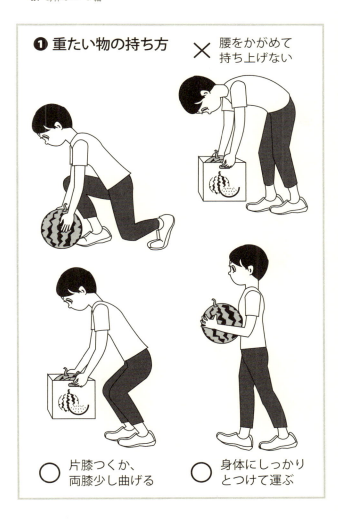

③１または２で、腰がほぐれたら、
後ろに手を組んで胸を張る
（いきなり行わない）

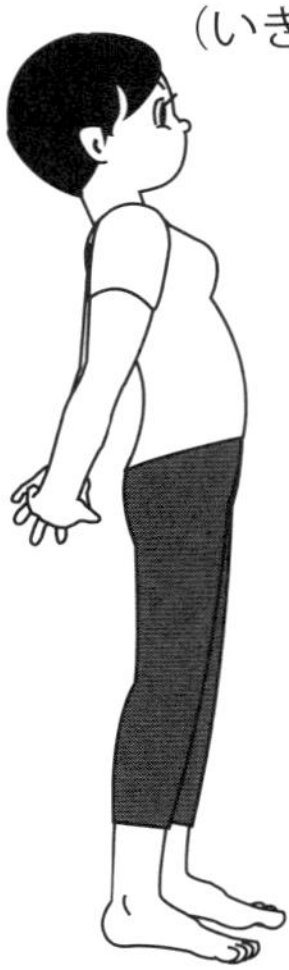

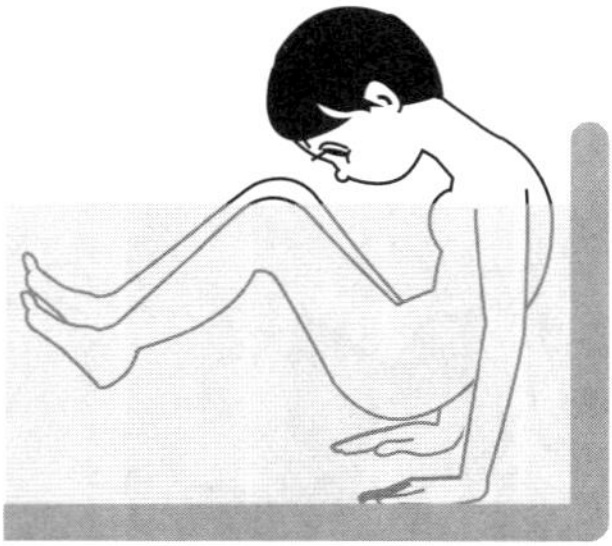

④（夜入浴時に）浮いてみる

底に手をつくと腰が浮くので、
しばらく下を向いている

不安なら、浴槽に背をあずける

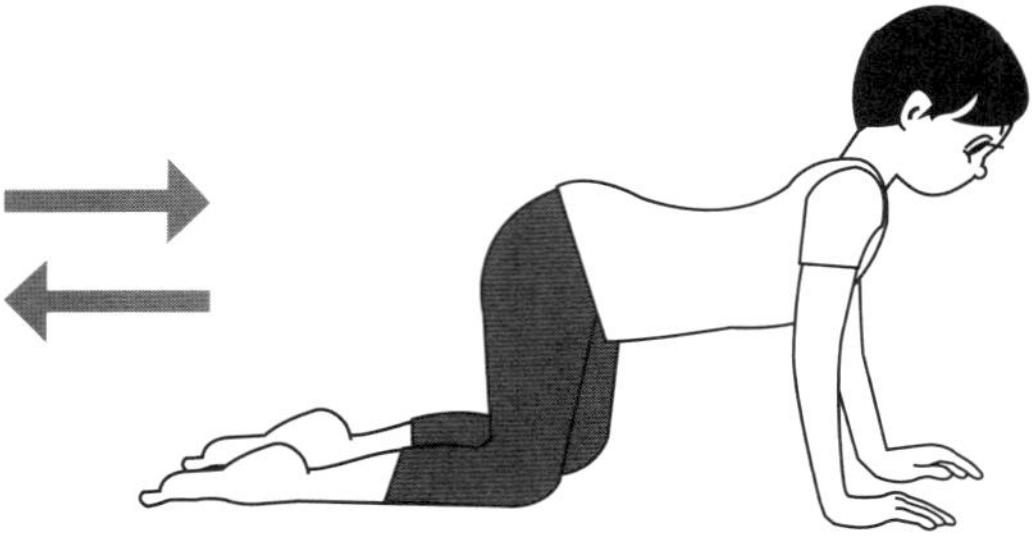

❷ 腰部のほぐし方

①イスに座って、手を膝に載せ肘をゆるめる

あごを胸につけて、猫背姿勢で頭を上下する

②立ってイスの背に手をかけて、下を見て、膝高く上げて「タラタラ」と足踏みする

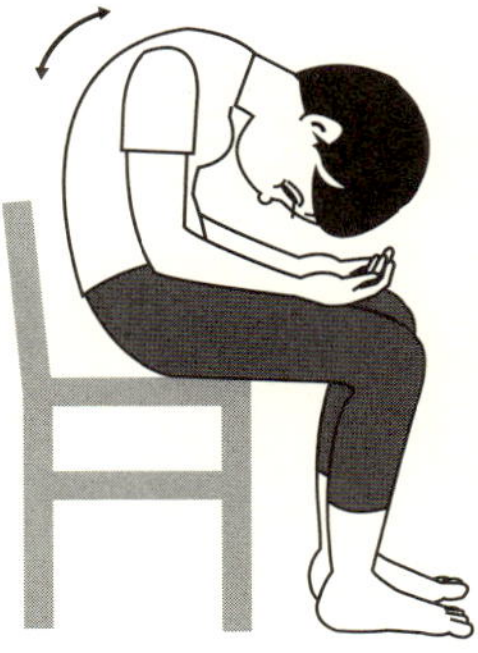

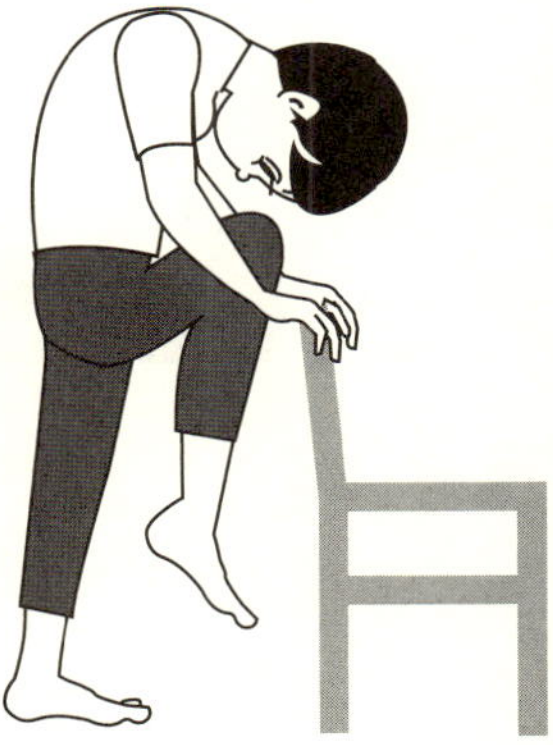

❸ 猫のストレッチ

背中を凹凸に動かして、背骨が伸びる

ゆっくり5回くらい繰り返す

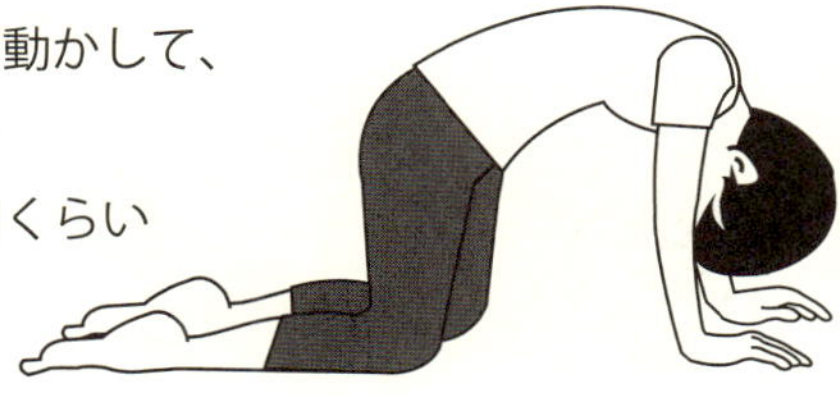

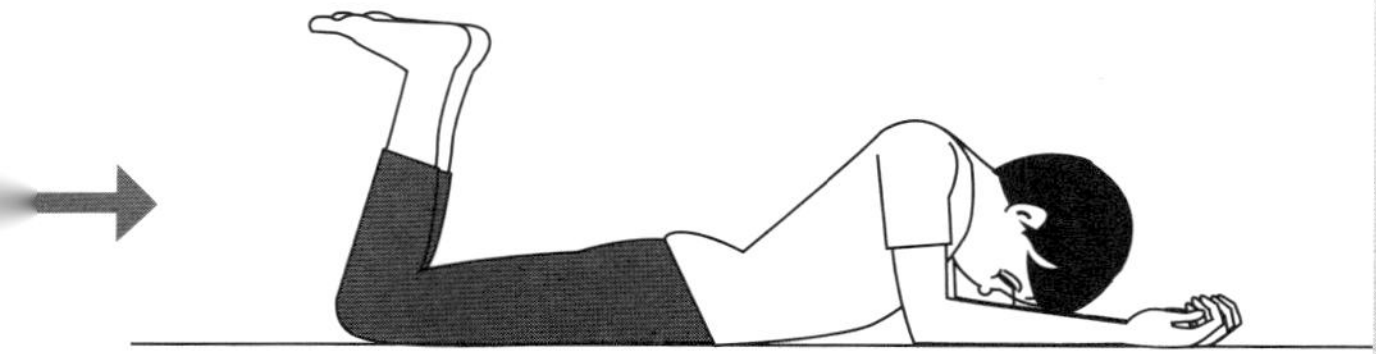

手の甲をつく

口先をつぼめて「5・6・7・8・9・10」と
息を吐き出す

お腹がペッタンコになるまで吐き出す

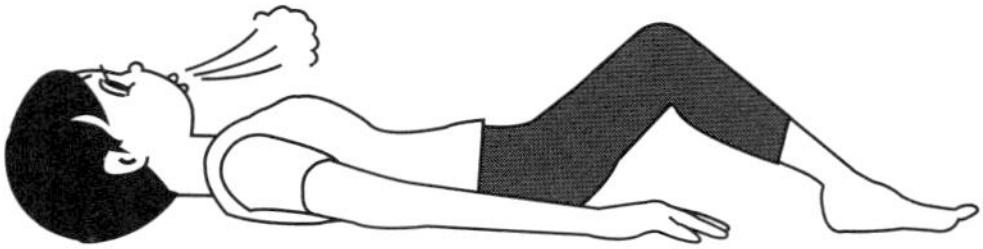

❹ 肘をついて、息を吐きながら身体を反らす

→息を吸いながらうつむき、吐きながら膝下を立てる

❸の「猫のストレッチ」で腰部をほぐしてから行う

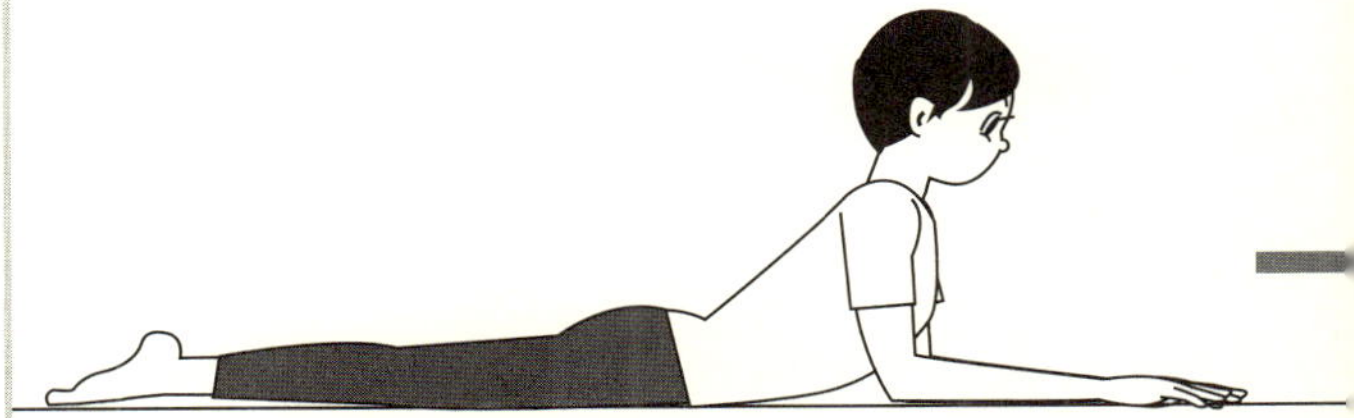

手の平をつく

❺ 腹式呼吸で胴回りを鍛える
（10回2セット寝る前布団の中でもいい）

あおむけになって膝を立てる

鼻で「1・2・3・4」と息を吸い、
お腹をパンパンに膨らます

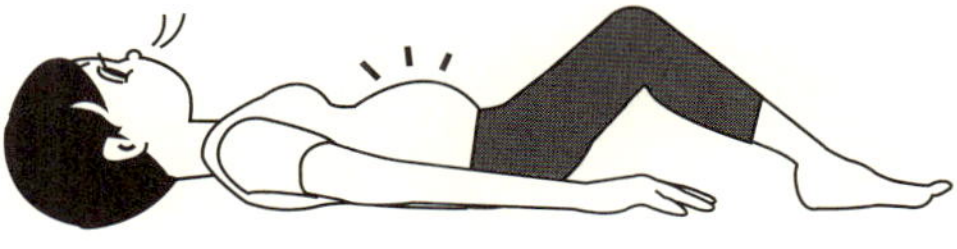

習慣にするのが肝要で、「生活シーン編」も参考になります。毎日の行動の積み重ねが腰痛・膝痛などを引き起こすのですから、改善もまた毎日の積み重ねが効果をもたらします。ささやかでも継続を目指してください。

8、握力維持は料理が一番

ふっくら肉まんのような手は触れると気持ちよく、ほっこり癒されますが、握る力がだいぶ落ちてきた手だなと思ってください。手は常に活躍していますが、力をいれなくても済むことが多いと、握力はどんどん低下。手がふっくらしたら要注意！　手の筋肉も落とさないように心がけねばなりません。

ペットボトルのキャップをねじって取ることができない、缶ビールやジュースなどのプルトップをつまんで開けられない、クッキーの袋が開けられない。それらが、指や手の力が落ちたせいであるのは認識していましたが、茶碗、箸やスプーンも握れなくなる時がくるのだ……とあらためて気がつきました。

パソコンを活用することが多くなり、鉛筆やボールペンを握って書くことが減ってきました。便りもメールで代用することが多く、そのメールも、携帯電話がスマホに、パソコンがiPadに代わり、銀行のATMもほとんどがタッチパネル式に。指先でキーボードを押さなくても、触れるだけで用が足りる場面が多くなってきました。手先の力の低下に加速がかかっています。細かい物をつまむなど指先の筋トレも怠らないことです。

冬に石油ストーブを利用されているご家庭も多いことでしょう。私も灯油缶を持って、灯油スタンドに行くことがあります。「キャップが閉まっているか、ご確認ください」と、表示されており、車に積む前にもう一度確認。でも「きつく締めないでくれ！」という声を耳にすることがあります。せっかく求めてきた灯油缶のフタが開けられない経験をされたことがあるのでしょう。売るほうは漏れないようにとぎゅっと閉めるので、家で簡単に開けることができない……、その加減が難しい。あくまで目安ですが、ペットボトルのキャップを開けるには20キロくらい、未開封のジャムや佃煮などの瓶のフタ、灯油缶のフタを開けるには25キロ前後の握力が必要なようです。

お手軽な握力維持方法は、「グーパーをゆっくり、しっかり繰り返す」。小学生の握力が低下していますが、福井県では鉄棒や昇り棒、うんていなどのほかに、授業の合間に毎日「グーパー」を繰り返すことで、握力とソフトボール投擲《とうてき》距離日本一の効果を上げています。大人も真似して効果を出しましょう！　10回1セットにして、毎日数回繰り返してください。握るだけでなく、手の平・指のストレッチも同時にやっておくと、手首や指の柔軟性の維持になります。

家事の中で手の作業の細かさ、力、工夫、頻度を要するのは、キッチンでの調理ではないでしょうか。水を汲んだり、流したり、野菜などを洗い、ちぎったり、包丁を握って切ったり、すりおろしたりと指先もよく使い、大きいボウル、鍋やフライパンを持つにはかなりの力が要ります。さらに料理は、手順、盛り付けの工夫などは脳トレにもなります。３６５日、１日３回滞りのない営みなので、後片付けを含め握力維持には料理が一番！

キッチンで握力がなくて困らないために、グリップを使っての筋トレもお手軽です。私の体操教室に入られた時に、ペットボトルのキャップが自力で開けられず、ご主人に開けてもらうか、補助具で開けていた方がいました。ですが、教室でグリッ

❶ 握力アップ、お手軽筋トレ

両手を「ぶらぶら」ふってほぐしてから、しっかり「グー」しっかり「パー」

10回１セット、１日に３セット以上

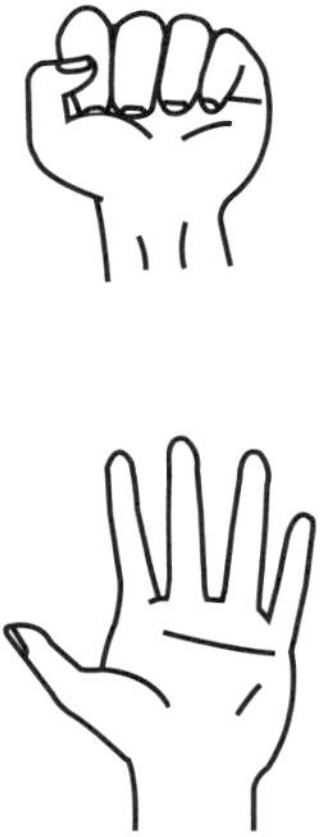

❷ 指と手首のストレッチ

「グー、パー」の後に、顔の前で合掌して、ゆっくり息を吐き出しながら、指先上に向けて手首を下げ指先下に向けて手首を上げる

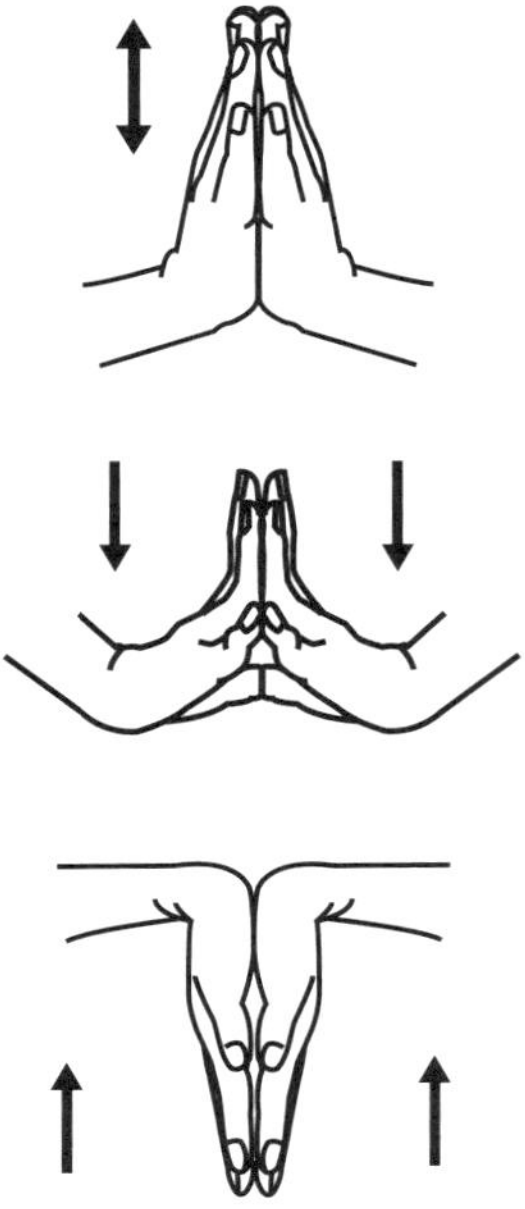

❸ 指先の筋トレ

ゆっくり握り、ゆっくり戻す

①大きいボール（少し空気が抜いてあるとよい）
を、４本指を揃えて握る
５本指を突き刺すように握る

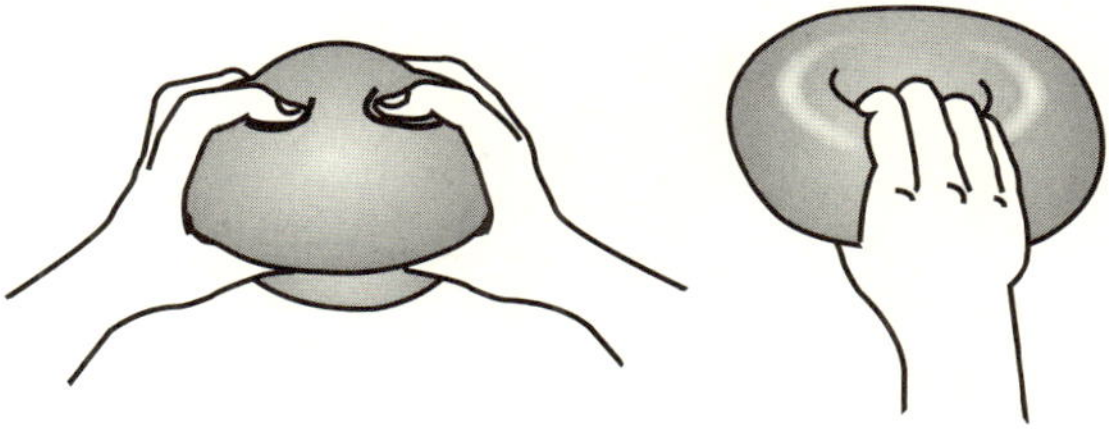

②小さいボール
手の平でしっかり握る
親指とそれぞれの指でつまむ

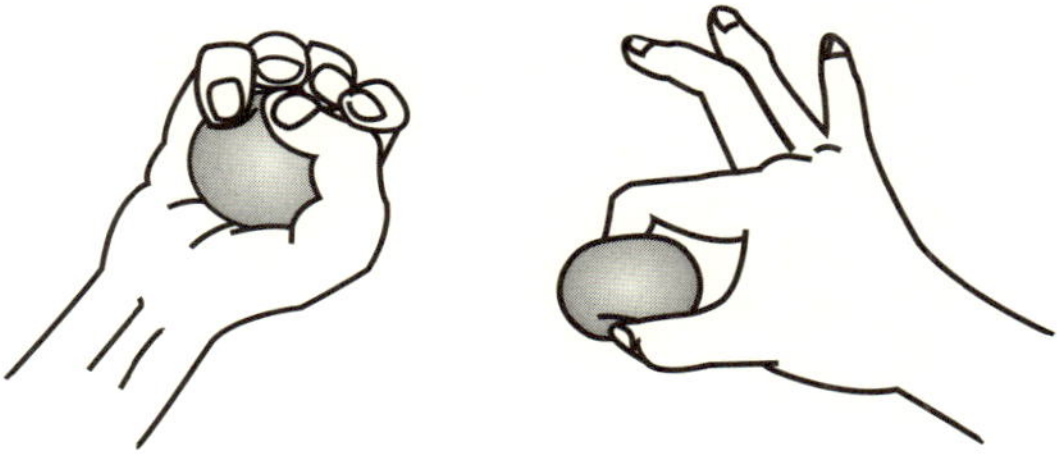

❹ グリップで握力アップ

ゆっくり握って、ゆっくり戻し、往復の力を付ける

５回２セットから試し、翌日の疲れをみてから増やす

いきなり回数を増やさない

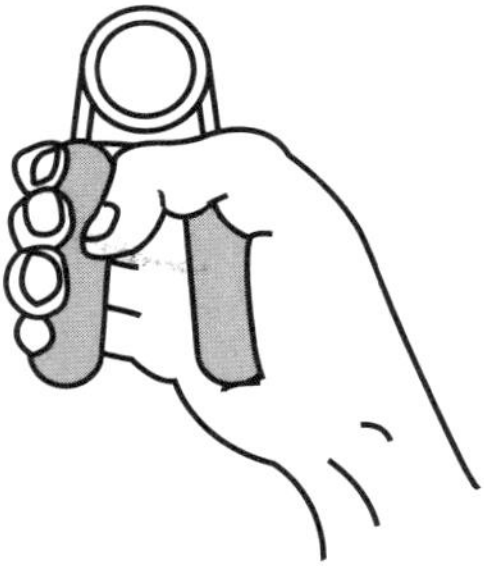

※グリップは100円ショップで握力５kgから手に入る。楽に握れるものから始める

プでの筋トレを始めたら、１か月もしないで、自力で開けられるようになりました。

１００円ショップには、キャップオープンの補助具もありますが、握力アップのグリップも売られています。フタなどが開けづらくなった人も、補助具より、グリップでの手の筋トレで、自力オープンを目指しましょう。

III. 生活シーン編

9、お風呂でリフレッシュ

毎日の入浴習慣も日本人が長寿国になった要因のひとつではないでしょうか。昔は五右衛門風呂、公団住宅などでは直方体のような深い浴槽で入浴していました。今のように手軽に追い焚きや、シャワー・足し湯ができなかった時代では、大家族の終《しま》い湯は、お湯はぬるく、汚れもあったかもしれませんが、とりあえず皆が1日の終わりに深い浴槽に浸かっていました。心身のリフレッシュ効果は大きかったと思います。

ニューヨークの友人宅に滞在しバスルームを使うたび、わが家のお風呂が恋しくなったのを思い出します。リラックスして足が伸ばせるのは悪くないのですが、長くて浅い浴槽は、胴まで伸ばして浸からないと、お湯は胸までも達しません。手すりが付いていなければ、滑らないように立ち上がるのも難儀でした。シャワーはと言えば、高い位置に固定されており、浴槽に座って、シャワーを肩などへ動かしながら足し湯することもできませんでした（今は、米国のホテルなども、改善されているかもしれないですが……）。つくづく日本のお風呂は、疲れを落とすのに、よくできているなと思います。

お風呂で膝や腰、肩などを癒す提案をしていますが、五右衛門風呂では皆が否応なく膝を曲げて浸かり、それが腰部のストレッチになっていました。正座で入っていた人は、温熱効果でほぐれた膝関節を、浮力で無理なく曲げることができました。

部屋では痛みなどあってできない人も、深い浴槽の浮力のある中でその体勢が可能となり、いいあんばいのストレッチができて、疲れを落とすと同時に関節などの保護にもつながっていたように思います。

畑仕事で疲れた農家の人たちも、1日働きどおしだった大家族のお嫁さんも、五右衛門風呂のおかげで、足腰のストレッチができ、翌日また元気に動けたのではないでしょうか。

わが家の浴槽は、私の背丈くらいなら足が伸ばせ、肩まで浸かることもできます。

膝を骨折してギプス固定が取れてから、リハビリはお風呂でまず実行しました。骨・関節・筋肉が衰える「ロコモティブシンドローム」の予防改善に、私は浮力・水圧・抵抗を活かしてプールで行ってきましたが、プラス温熱効果のある入浴時にも勧めています。身体を冷やす心配がないし、毎日自宅でできるので、継続効果は大きいです。

まず浴槽に座ったら身体を浮かせてみましょう。膝を立てて底に手をつくと、お尻がふわっと浮いてきます。溺れそうで心配な人は浴槽に背中をもたれて、そのまま うつむき加減にしていると、足首・膝・股関節・腰にかかっていた重みから解放されます。慣れるとゆらゆらとリラックスできるようになります。1日に1回、芯から温まり、特に腰部を体重から解き放っておけば、腰痛の予防になり、毎日の積み重ねで、痛みの軽減につながります。

充分に温まったら、ザバッと浴槽から出ずに、正座をしてみましょう。足の甲・足首・脛・膝・ももの前面のストレッチになります。

次に足の裏全面をつけ、しゃがんだ姿勢をしてみると、背中・臀部・ふくらはぎ・アキレス腱のストレッチができます。床や畳の上ではできない人も、温まって柔軟性が増し、浮力で体重が軽減され、両方できる場合もあります。入浴のたびに繰り返せば、足首・股関節・膝・腰の柔軟性が維持できます。

深さがあれば、手の親指をつくだけでも浮きますが、浴槽が浅い場合は、背浮きに近い格好で、膝を少し曲げて、肘をついて少しでも身体を底から浮かせてみてください。

また、身体がお湯に馴染んだら、水圧と温熱効果を活かして、節々と筋肉をほぐしてみましょう。

・腕と手先を浮かせて、手の平を寄せたり、離したり、シャバシャバと波を立ててみましょう。指のこわばりがほぐれます。手の平の向きを変えて、手の甲を寄せるようにしたり、また手の平で水をすくうようにしたり、反対に手の甲で持ち上げるようにしたり、前に押したり、引いたり……、自分の心地よい方向に、浅くも深くも、肩甲骨から腕をしなやかに波立たせながら動かせば、手先も腕にもマッサージ効果があります。

・浴槽に横向きに胡坐《あぐら》をかいて座ると、股関節のストレッチになります。少し身体を沈めるようにして、両肩に手先を置いて、肘を寄せたり離したりしてシャバシャバやってみましょう。肩甲骨が動き、肩こり解消効果が。そのまま手首を寄せたり、離したりすれば、首の後ろもほぐれます。

・手と足の握手です。右手（左手）で左（右）足裏をしっかりつかんで揉みほぐし、親指で土踏まずを指圧、最後に右手（左手）と左足（右足）の指を1本1本組んで、しっかり握っておきましょう。最初は足の指の間がなかなか開かず、骨が当たって痛いですが、入浴のたびにやっていると、だんだん足の5本の指が開くようになります。

老いて転倒しやすくなる要因のひとつが、5本の指がくっついて、足先が狭まり、地面を足の裏でしっかり捉えられないことにもあります。だれでも裸足のこのチャンスに5本の指の間をしっかり開いておきましょう。

・ふくらはぎを足首から膝に向かってやさしく握るように揉みほぐしたら、もう一度腰を浮かせて、足の甲で水を持ち上げるように軽くキックすれば、ふくらはぎがほぐれます。

足先の力を抜いてシャバシャバできれば疲れが取れやすくなり、ヒールの靴を履く女性は、翌日足がすっきりします。

長めに湯船に浸かることになるので、少しぬるめのお湯で試してください。発汗もよくなり、熱中症対策にもなりますが、入浴前後にコップ1杯の水分補給を忘れずにしましょう。

冬場は脱衣場や浴室を温度調整し、滑りやすい浴室はマットや手すりの整備など、気配りを怠らないように、上手に入浴を健康維持に役立てましょう。プールに行かなくとも、水の効果を活かせます。

❶ 浮いてみる

手を底につくと腰が浮く（溺れそうで不安な人は浴槽に寄りかかる）

下を見て、しばらくそのままに浮いている

浮力で体重から解放され、温熱効果で無理のない腰部のストレッチとなる

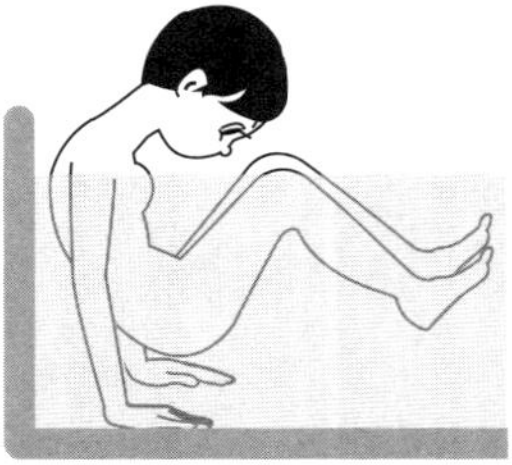

❷ 正座してみる

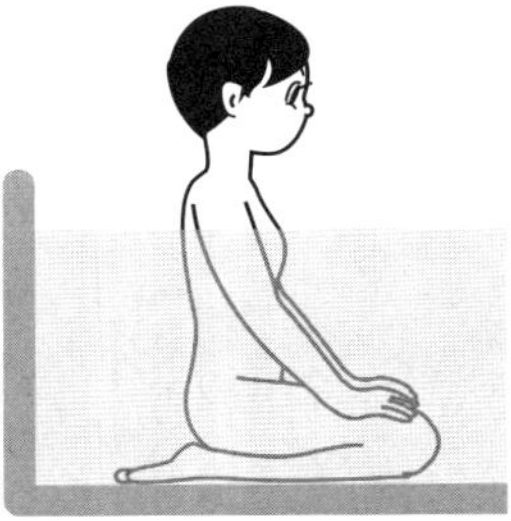

❸ しゃがんでみる

床ではできない人も浮力のおかげでできる場合もある

膝・腰・足首・股関節のストレッチ

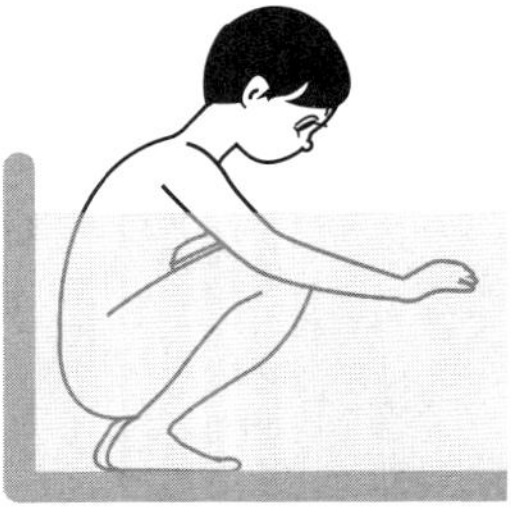

※痛みや損傷のある人は医師に相談してから行う

❹ 手と腕をほぐす

腕を浮かせて、手の平の向きを変えながら、「シャバシャバ」波を立てる

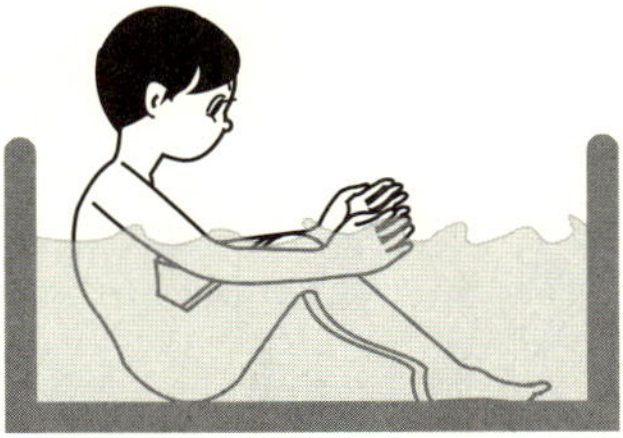

❺ 肩こりほぐし

浴槽に横向きに座り（股関節のストレッチになる）、肩に手をおき、「シャバシャバ」波をたてて肘を寄せたり離したりすると肩甲骨が動き、肩・背中がほぐれる

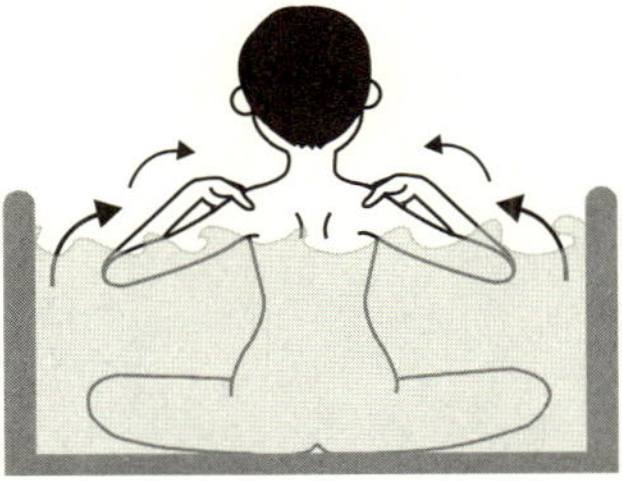

❻ 足と手の握手

右手（左手）と左足（右足）を組む

足指が徐々に開くようになり、歩く時の転倒予防になる

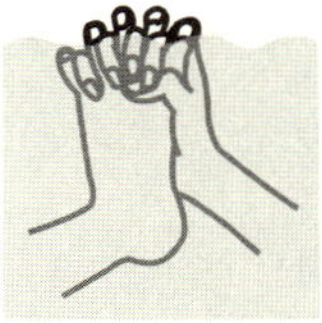

10、トイレでストレッチ

「あなたの日常の悪い習慣が作る病気――何年も何十年も毎日繰り返しているあなたの習慣の中に、何か悪い因子（専門的に言えば危険因子）があれば、そのために病気がだんだん作られる。そのような習慣病と呼べばよい」と、「成人病」といわれていた症状を「生活習慣病」と名づけられたのは、聖路加国際病院名誉院長の日《ひ》野《の》原重明《はらしげあき》先生でした。

メタボリックシンドロームが悪しき生活習慣から引き起こされることは、皆さん周知のことで、健康診断も「メタボ検診」と呼ばれるようになって久しいです。

本書でも再三ふれていますが、近年よく耳にするようになった、ロコモティブシンドローム（ロコモ）は筋肉、骨、関節など身体を動かす運動器に障害が起こり、立つ、歩くなどの機能が低下してくる症状のことです。大きな損傷を受けたことで起こることもありますが、メタボと同じで、加齢とともに悪しき習慣の積み重ねで起こることがほとんどです。

悪しき習慣、マイナスの積み重ねで起きた症状は、できるだけ早い時期にプラスの積み重ねをして、マイナス面を緩和していくことです。「肩こり」「腰痛」「膝痛」は、多くの人が持つロコモ症状です。予防改善には適切なストレッチや筋トレがありますが、時間のかかる体操となると、なかなか習慣になりにくく、プラスの積み重ねとはなりにくい。そこで私は、トイレでのささやかな体操を提案しています。

職場でも、家庭でも、だれでも1日に何度もお世話になる場所であり、個室なので人目はばからず実行できます。掃除の都合から、最近は男性も洋式便座は「座ってご使用ください」と書かれているところが増えてきました。そういうトイレでは、男性も「面倒だ！」と腹立たしく思わず、トイレタイムを有効利用しましょう。ロコモ改善のプラス効果が狙えます。

私は、自動トイレの蓋《ふた》のごとく、便座に座るなり「バンザーイ」するくせがつきました。掃除に料理、パソコンも、腕と手は下げて常に前で動かし、重い頭を細い

◎トイレで座るたびの小さな習慣にする
◎腰の負担を小出しにでき、腰痛予防になる

❶ 上半身

両手を組んで息を吐き出しながら伸びをする

「ゆさゆさ」ゆすってほぐす

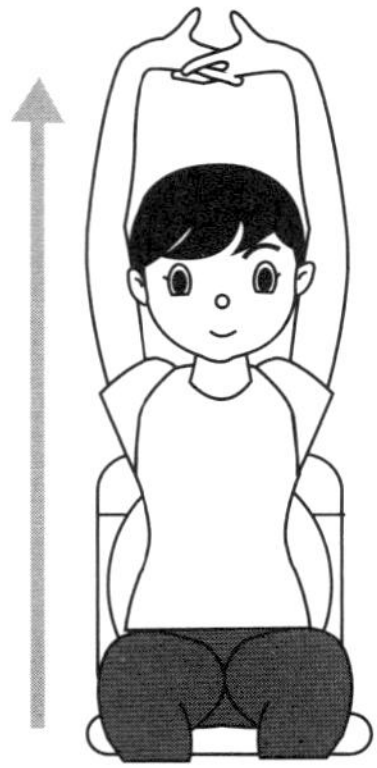

❷ 体側

組んだまま、息を吐き出しながら

右へ、左へと少し引っ張る

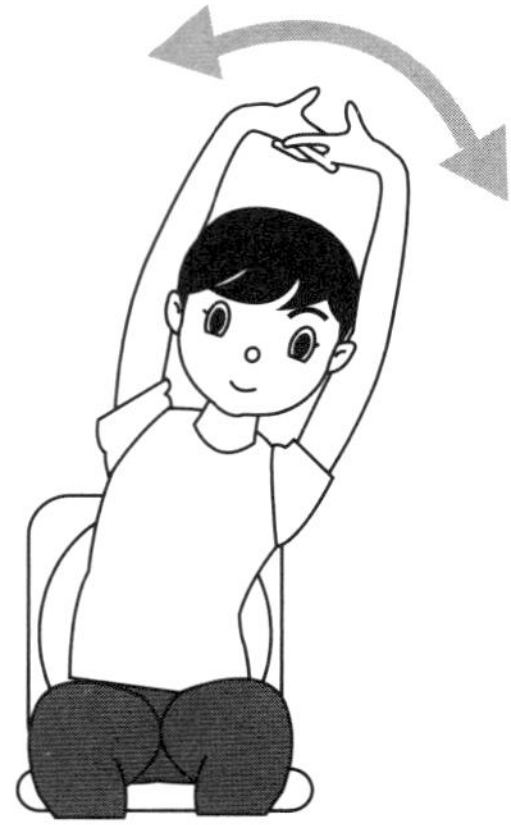

❸ 頸部と腰部

組んだ手を肩まで下げ、肘を開く

あごを胸につけ、息をゆっくり吐き出しながら頭を下げる

猫背のポーズ

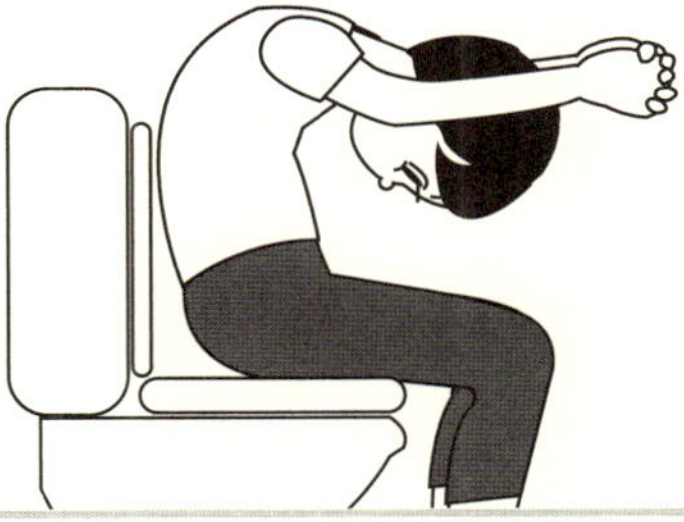

❹ 胸と腹部

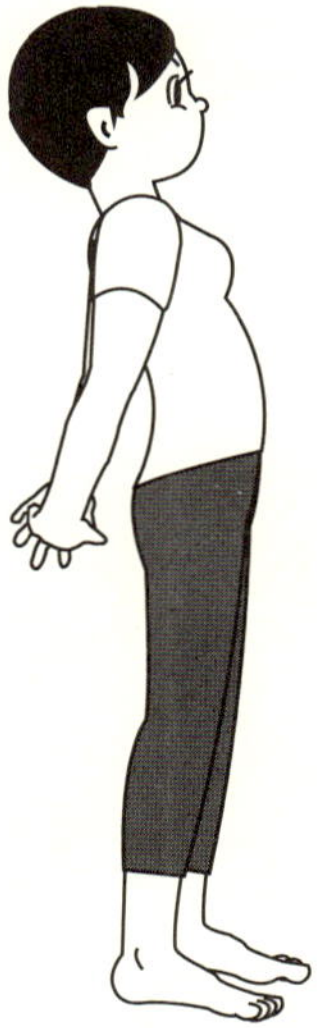

立ち上がって後ろで手を組み、胸を張る

（腰がいいあんばいに反る）

首が支えています。頸椎・胸椎・腰椎には、常に負担がかかっています。「バンザーイ」はまず肩関節のストレッチとなり、手先・腕のむくみ予防にもなります。

用を足したら、手を組んで左右に引っ張れば体側が伸び、組んだ手を肩の高さに下ろして肘をゆるめて輪を作ります。あごを胸につけるようにしてその輪に頭を入れて少し下げると、ジワーッと頸部と腰部も伸びます。便座の高さがちょうどいいのです。用足しのたびにこりを小出しに、疲労軽減をしています。

立ち上がって、手を後ろで組んで胸を張ると、ずっと前かがみだった胸部が開き、腰もいいあんばいに反り、腰痛ストレッチとなります。上半身が軽くなるように感じること受けあいです。

女性は1日に8回くらい便座に座るので、〝トイレでストレッチブレイク〟をすぐに習慣化できるでしょう。ささやかな体操ですが、プラスの積み重ねは侮れません。ロコモ対策にぜひ実行してみてください。

11、お風呂あがりと布団の中で

布団に横たわってからは、いい眠りに就けるよう、心身を鎮めていきたいものです。入浴も眠る直前より、少し前に済ませ、1日使った身体をしめつけない緩いくらいのパジャマで、大の字になってみましょう。そのままぼーっとしていると、心身が解放されます。

身体が鎮まり落ち着いたら、足先を「うちそと、うちそと」とゆるゆる動かすと、浴槽で温まり、浮力で緩んだ足首・膝・股関節がよりほぐれ、関節の骨と骨とのすきまを取り戻し、いびつさが調整されます。

息を吐きながらつま先をぐーっと前に倒し、吸いながら元に戻します。太もも・脛・甲など足の前側が伸びます。次にまた息を吐きながら踵を突き出すようにすると、アキレス腱・ふくらはぎ・足の裏など、足の裏側が伸びます。ゆっくり吐きながら伸ばすのが基本です。吐気をゆっくり行うことで、副交感神経が優位になり、心地よくなります。5回くらい繰り返しましょう。

両膝を抱え、頭も少し起こすとだるま状態、背骨、頸部・腰部のストレッチです。ゆっくり息を吐きながら行いますが、だるまのように、少し前後に体をゆすってみるのもいいです。1日負担をかけた部位ですので、その日の終わりに、頸部・腰部をゆったりと伸ばしておき、毎日かかる負担を積み重ねないようにします。

足先伸ばしや、だるまは、布団の中で横たわってからでもできますが、心地よい眠りに入るためにぜひやっていただきたいのが、「腹式呼吸」です。深呼吸で副交感神経が優位になり、眠りに誘うと同時に、胴回りの筋トレになります。

「腹式呼吸」は、お腹の皮がぱんぱんになるくらい膨らませ、背中とお腹がくっつくくらい吐き出すのが原則。「上体起こしの腹筋」は主にお腹の前側、「四つんばいで行う背筋運動」は背中側。この「腹式呼吸」は、鍛える感じはありませんが、胴回りの筋肉を一斉にしっかりと動かすので、筋トレとなります。腰痛予防になり、腰痛持ちの方には改善につながります。

いい眠りももたらしてくれるので、私は毎晩布団の中で行うようにしました。半年後のメタボ検診の腹囲測定で、前年度より5センチも少なくなっていて驚きました。楽して効果も大きい腹筋トレーニングです。

呼吸は、吸う倍の間をとって吐き出すと、より副交感神経が刺激され眠りへと誘います。慣れるまでは、「イ〜チ、ニ〜イ、サ〜ン」で吸って、お腹を膨らませ、「シ〜イ、ゴ〜オ、ロ〜ク、シ〜チ、ハ〜チ、キュ〜ウ」でゆったりと吐きだします。慣れてきたら「1・2・3・4・5」で吸い「1・2・3……10」で吐けるようになると、より効果的な深呼吸となります。5、6回目くらいまでしか覚えていないこともあります。

腰痛予防の筋トレにもなる深呼吸、1日の終わりの日課としてください。がんばらなくてもできる筋トレです。

❶ 大の字になり呼吸を整える

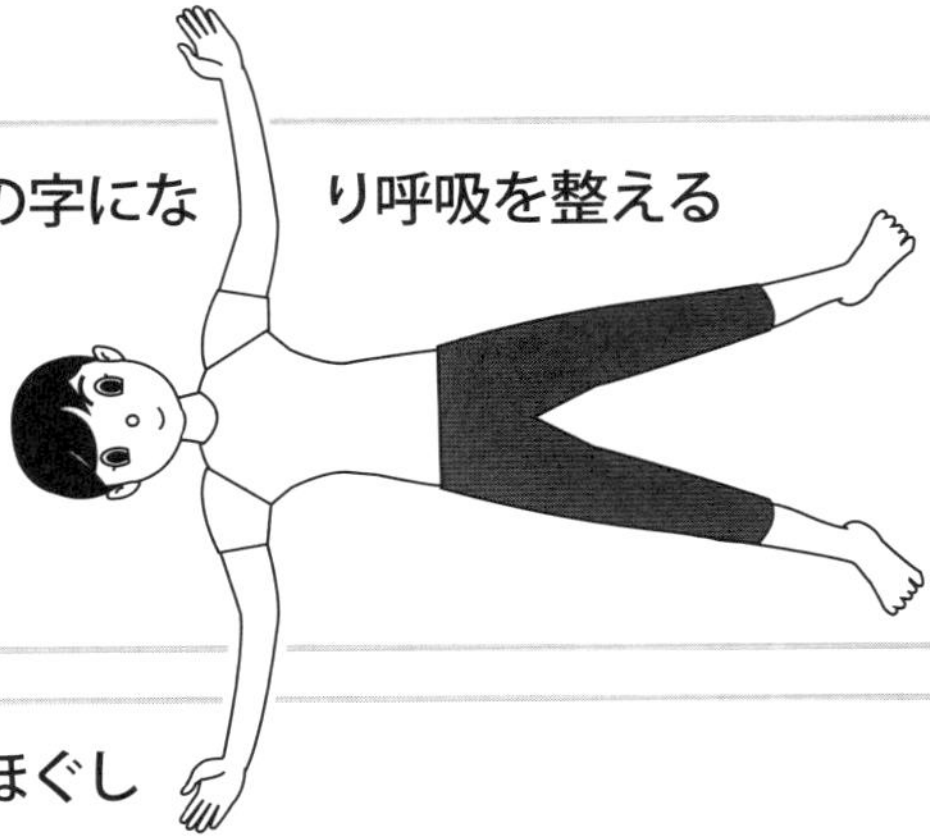

❷ 足ほぐし

足先を内向き・外向きに「ゆるゆる」と動かす

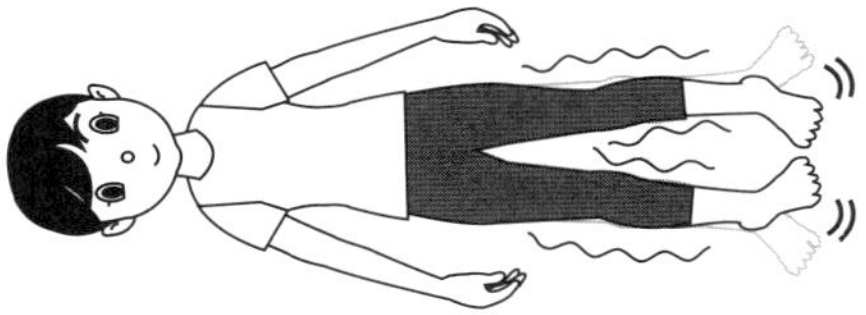

足首・膝・股関節がほぐれる

❸ 足先伸ばし

つま先を前後に伸ばす

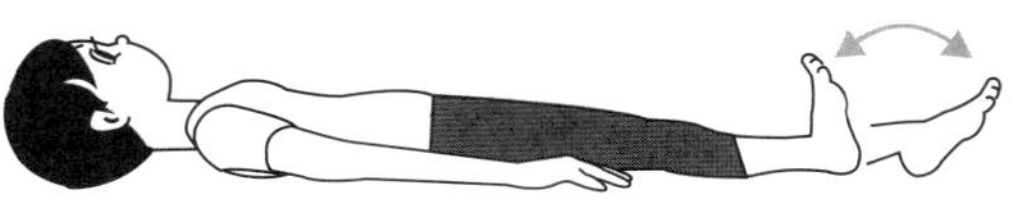

太もも・脛・アキレス腱・ふくらはぎのストレッチ

❹ ゴキブリ体操

手足がほぐれる

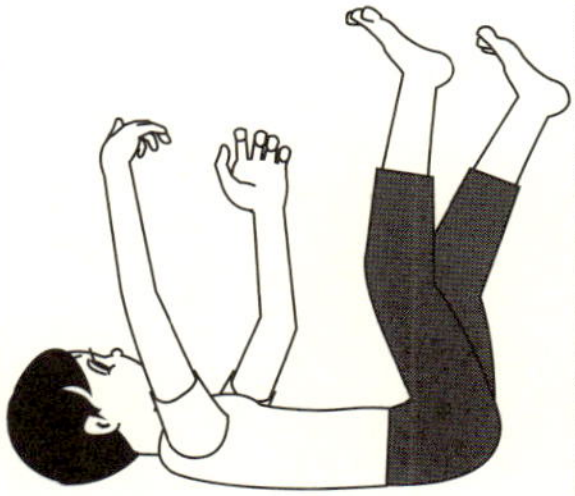

❺ 膝抱え（首を起こしてだるま状態）

首・腰・膝のストレッチ

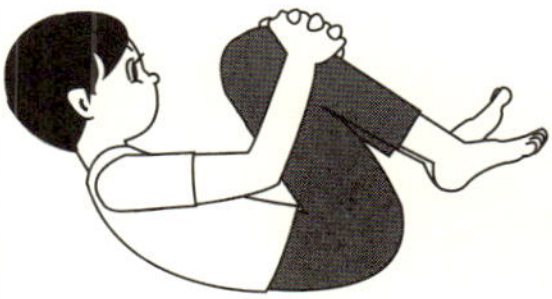

❻ 腹式呼吸

心身の鎮静と胴回り筋トレで腰痛予防

鼻でゆっくり吸って「1・2・3・4・5」

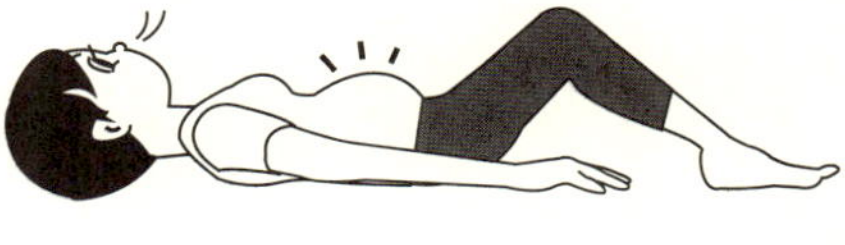

口でゆっくり吐き出す「1・2・3〜9・10」

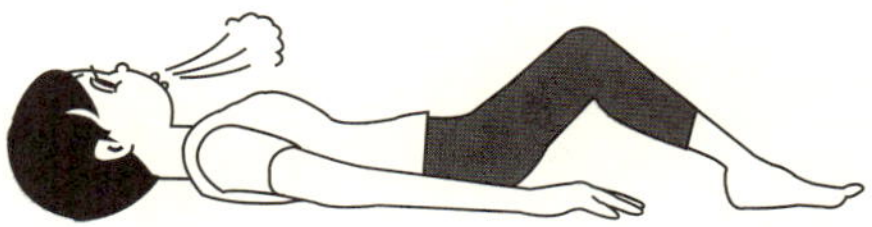

吸う倍くらいゆっくり吐き出すと徐々に眠くなる

12、生活不活発病は楽しんで克服

東日本大震災の翌年（２０１２年）に被災地を訪問した時に「生活不活発病」ということばを聞きました。宮城県南三陸町では町をあげて対策に取り組み、効果をあげているのだそうです。超高齢化した日本の現状の縮図が被災地にあると言われて久しいですが、改善のヒントを被災地に学びたいものです。

生活不活発病は動かないことで、骨・筋肉・呼吸器などが、急激に衰え心身に及んで、健康に害を及ぼします。膝や腰が痛いからと、その治療に専念するのではなく、それぞれが好きなことを、暮らしのなかで今できることから行って、少しでも活動的に暮らすことで改善していきます。

個人に寄り添って歩きやすい方法を手助けしたり、地域に畑を作り、仲間で栽培するなど、生活の活性化が治療になっているのです。

南三陸町では、
・屋外を歩く
・自宅内を歩く
・入浴・洗面など身の回りの行為
・外出の回数・炊事
・洗濯や家事
など、生活に密着した心身の行動チェックを毎年行って、具体的に対策を考え、功を奏しています。心が弾むことから手をつけることに、健康を取り戻すカギがありそうです。

「好きなことをずっと続けてきた……」

赤崎勇《あかさきいさむ》教授が85歳でノーベル賞を受賞された時のことばです。若々しい表情と物腰に見入りました。

また田原総一朗氏の『80歳を過ぎても徹夜で議論できるワケ』（角川ｏｎｅテーマ21、２０１４年）にも「好きなことだけずっとやっている」と書いてありました。

毎日朝食後に20分の散歩と「踵あげ」をしているのだそうです。壁に向かって励む写真が載っていました。

きっと赤﨑教授も大学や研究室をよく歩き、学生や若い研究者と過ごすことで、心身の健康を保っておられるのでしょう。

好きな仕事で現役を続行するのに私も憧れますが、だれにでもかなえられることではありません。でも好きなことを続けることはできそうです。

体操教室の参加者に「好きなことは何ですか？」と尋ねると、「絵を描くこと」「書道」「食べること」「ショッピング」「花の手入れ」「手芸」と答えは多彩です。

好物を美味しくいただくには、よく動き、内臓を丈夫に保ち、歯の手入れも大切です。デパート歩きも、スーパーでのお買い物も足腰が丈夫でなければできません。園芸も立ったり座ったりできなくなると、辛くなります。手芸は目と手先が大切、書道や絵画は目と足腰の丈夫さが支えます。

「老化予防に体操しなければいけない」と思うと負担になって継続は難しいです。でも自分の好きなことを思い描いて、それを続けるためになら、よく歩き、ちょこっと体操もできそうです。好きなことをしている時は笑顔にもなれ、心も元気になれそうです。

順天堂大学健康学科の公開講座で町田修一准教授の「運動の大切さを知ろう！介護・寝たきりにならないために」を受講したことがあります。運動教室ではなく、レクチャーだけの講座ですが、１００名募集にそれを上回る応募で、地域の皆さんの関心の高さがうかがえました。

動かないと体力が落ちるとは周知のことですが、類人猿から2足歩行の人間になってから現代まで、人間の身体を構成する細胞は、1万年を経ても変わっていないのだそうです。

野山を走り回り、獲物を取って食べた暮らしが、自ら動かなくても食事にありつけ、デスクにかじりつくような生活では、弊害が出て当然。自動車の販売数の伸びと糖尿病患者の発症のカーブが一致しているのだそうですが、自分の足で動かないことは、本当に怖い！　初回講座で、改めてそれを突きつけられました。

喫煙の健康害は今や常識ですが、身体を動かさないことも、同じくらい健康への

《あと"10分"活動的に！》
"プラス・テン"健康日本21（第２次提案）

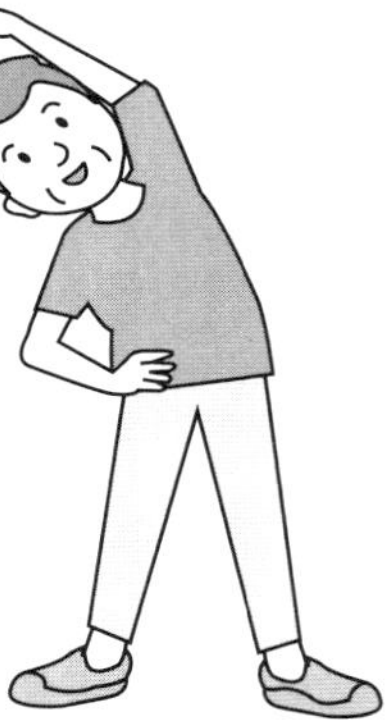

・ラジオ体操を目標にする（第１と第２を合わせて６分30秒になる）

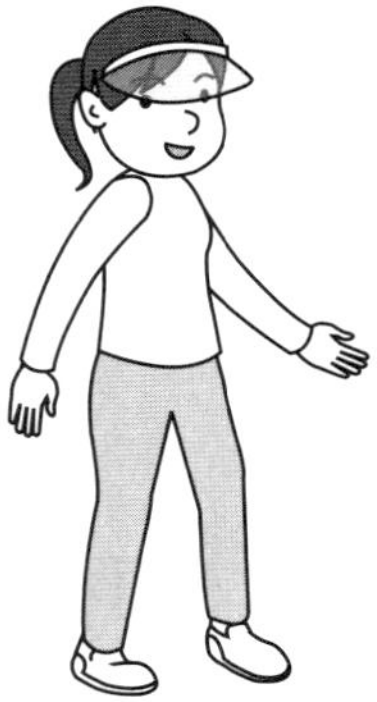

・町内をちょこっと歩いてみると、あちこちのお庭の花や木々に季節を感じ、散歩する犬なども楽しめる

害を及ぼすそうです。筋肉を動かすと脳に刺激が行き、イキイキとしてくるので、筋肉の維持は心身に大切です。

　この10年間ですべての年齢層で、1日あたり歩数は約1000歩減少、10分間くらいの動きです。今より10分動いてみましょう。カロリーに換算するとおよそ1日あたり30キロカロリーですが、その

《暮らしの密着お手軽筋トレ》

・ウォーキングする時に、路面のいい場所で、ちょっと大股でゆっくり歩いてみる

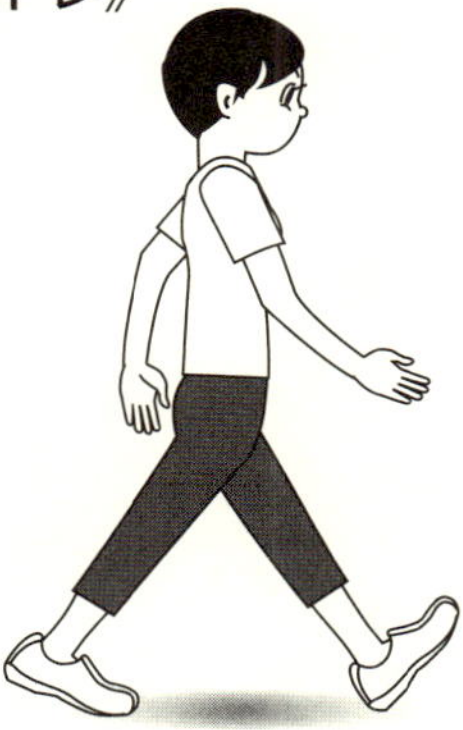

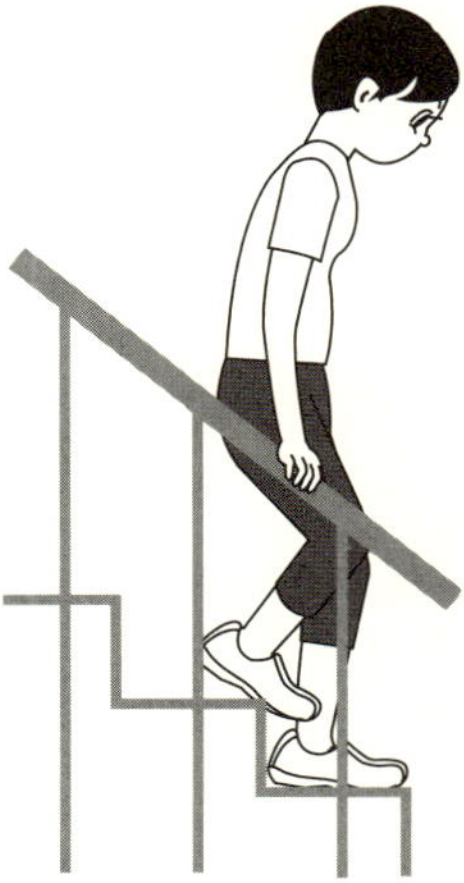

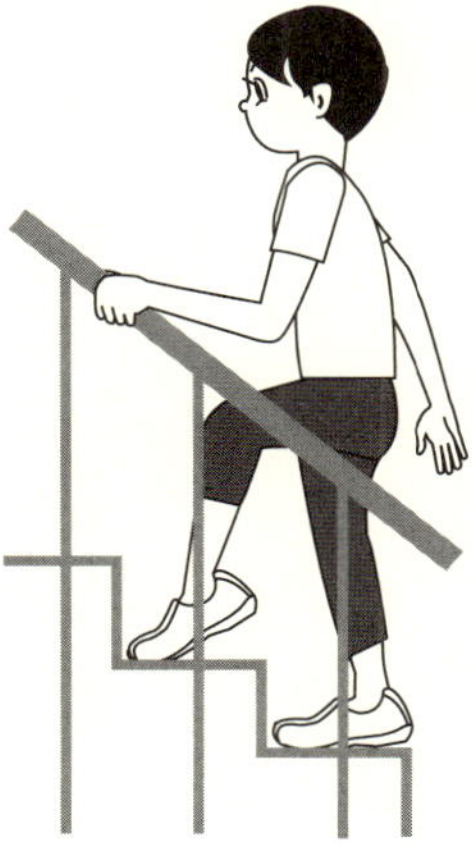

・安全な階段で、手すりに手をそえておいて、ゆっくり昇降してみる

1年間の積み重ねは大きいのです。

自分の好きなことを続ければ、身体も頭も使うし、目的があれば、体操をする励みにもなります。体操することを義務にしないで、好きなことを続けるために、ちょこっと身体を動かすことを習慣にしてしまいましょう。

13、被災生活に備える

東日本大震災、広島土砂災害、関東・東北豪雨、そして熊本地震と、次々起こる自然災害。日本列島に住む私たちはいつ被災者になるかわかりません。遭遇した時の心構えを持っていないといけないと思うようになりました。水や食料、防災品など備蓄も大事ですが、身体を備えておくことも大切です。

２０１６年春に起きた熊本地震で、多くの方が被災者となり、避難生活が続いています。前震・本震続く余震に、建物の中より車のほうが安心という判断もあり、車中泊《しゃちゅうはく》した人が多数いました。狭い場での寝起きに、エコノミークラス症候群で亡くなられた方も出ました。

２０１１年の秋、石巻市の仮設住宅に健康ボランティアで訪ね、「身体を動かしましょう」と集会室でイスに腰掛けて体操を行いました。自宅でもやっていただこ

う と勧めたら、仮設住宅には、食卓のイスやベッドは置くスペースがないとのこと、改めてその大変さを知りました。

旅先の旅館で畳の上での寝起きと食事、またキャンプでテント生活をして、予想以上に足腰に疲れを感じたことはありませんか？　普段ベッドやイスとテーブルの暮らしをしているので、床から立ち上がる暮らしは足腰の負担になります。

まず身を寄せる地域の体育館や公民館などの避難所暮らしでは、そんな生活が続きます。支えなしでも立ち上がれる全身の筋力があると、動きを楽にします。日頃から慣れておくことも大事です。

床から立ち上がることが続くと、膝・股関節などに痛みがでたりするほど負担になります。学校などまだ和式トイレも多く、避難所でも難儀することになります。いろんな場面に備えて、少しでも足腰が弱らないようにしておきたいものです。

立ち上がる、階段を上る、浴槽を跨ぐということが楽にできるために上半身と下半身をつなぐ筋肉は、ウォーキングなどではあまり鍛えられません。股上げなど、大腰筋《だいようきん》を鍛える筋トレが有効です。

「踵から着地して、前を見て」歩いていますか？　転ばない歩き方のポイントは、つま先がつっかえないようにちょっと上がっていることですが、そのためには、脛の筋肉の強化がまず大切です。洗面台やテーブルに手をついて、背伸びをするような踵上げや、つま先をぐっとあげるような筋トレを続けて、脛・ふくらはぎ・足の裏の筋肉を落とさないように鍛えておくことが、エコノミークラス症候群予防となります。

ゆっくり一歩一歩進むことができますか？　家の中でまっすぐ歩けるところを確保して、大股で、極力ゆっくりと。難なく歩けた人は、下肢の筋肉の衰えが少なく、バランス能力もあり、体幹もしっかりしています。右に左にふらふらとするようなら、手を打たねばなりません。このゆっくり歩きを毎日数回繰り返すことです。この成果はしっかりとした足取りとなって実感できます。

自然災害だけでなく、「もしも……」の時の対策です。

私は駅の階段を降りた時に足を滑らせて、膝を骨折したことがあります。45歳の時でした。スニーカーを履いていたし、床は濡れてもいなかったのですが、急いでおり、他の乗客の先頭を切って階段を駆け下り、転ぶとみっともないと、大理石のような堅牢な床に右の膝をついてしまったのです。手をついて転べば逆に大事《おおごと》にならなかったのではないかと、後で思いました。

土曜日午前の水泳指導の帰路で、荷物も重かったのですが、立ち上がったら歩けたので、その後別な仕事もこなし、病院へ行ったのが月曜日。「皿がきれいに割れています」。太ももからギプス固定され、いきなりの松葉杖生活。「固定に約1か月、元に戻るのには固定の3倍かかります」、目の前が真っ暗になったのを覚えています。

自分で工夫し風呂とプールでリハビリ、とりあえず2か月後には仕事復帰。ギプスで萎《な》えた筋肉を取り戻し、普通に階段昇降や急ぎ足できるには、やはり4か月かかりました。自分の不注意を反省しました。

駅などで気をつけなければならないのが、目の不自由な人のための、黄色いラインです。ラインなどの凹凸に靴底がひっかかることがあります。ホームでは後ずさりすることが多いので、後ずさり練習も備えになります。

また、ケガを避けるには、とっさの動作に対応する筋肉も少し鍛えておくことが大事です。バランスボール運動は有効ですが、大きなボールはスポーツクラブなどで専門のインストラクターの指導を受けないと、危険です。

そこで、体操教室では直径25センチくらいのボールの空気を少し抜いて、イスの上に置き、それに座ってインナーマッスル（身体の深層部にあり、日頃動かしていない筋肉で、とっさの動作の支えになる）を鍛えています。左右、前後、右回し・左回し・上下などおしりをひょこひょこ動かして、小さなバランスボールトレーニングをやっています。家でなら、テレビ観ながらでもかまいません。転びそうになった時に、さっと体勢の立て直しができるよう、体幹を支えられる筋肉を鍛えます。

大きな災害に遭遇した時に被災生活が乗り越えられるように、また思わぬケガなどしないよう心掛けておきたいものです。

❶ 床から立ち上がる練習
ゆっくり立ち上がれる方法を身につけよう

手や膝を床について立つ

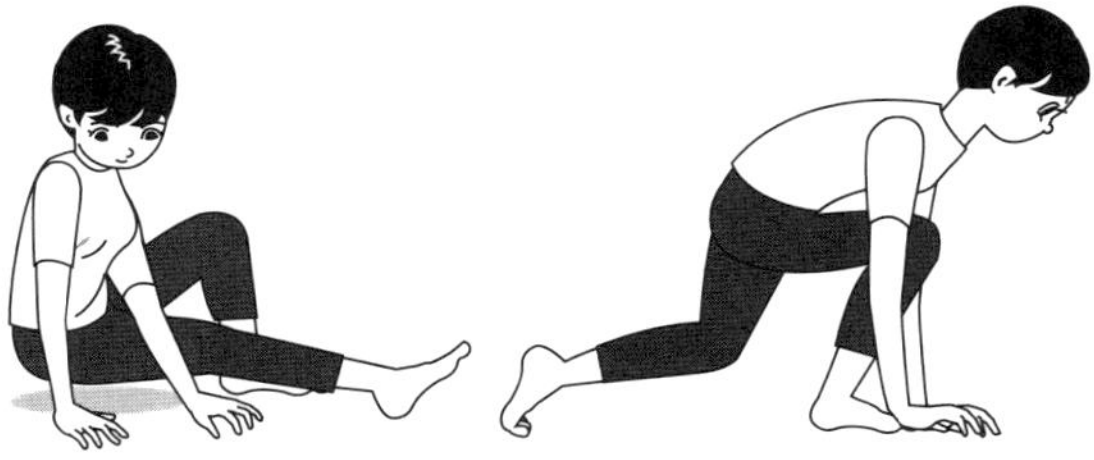

まず、台や柱などに頼らず立ってみる

❷ 立ち上がれる筋肉をつけておく（5〜10回）

膝を立てて座る

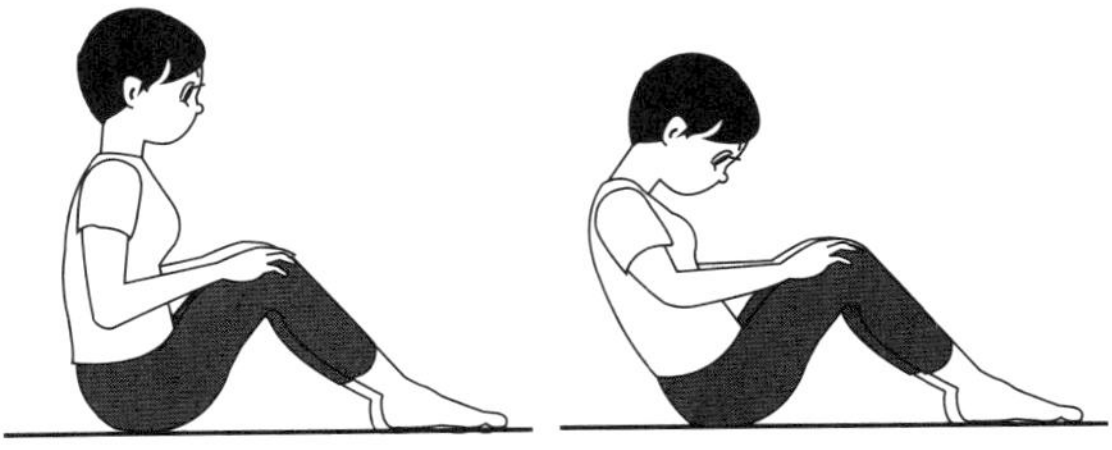

手を膝に置き下を見ながら、ゆっくり上体を引く、
耐えられるところで止め、ゆっくり戻す

※後ろに危ない物がないよう、安全を確保しておく

❸ エコノミークラス症候群の予防

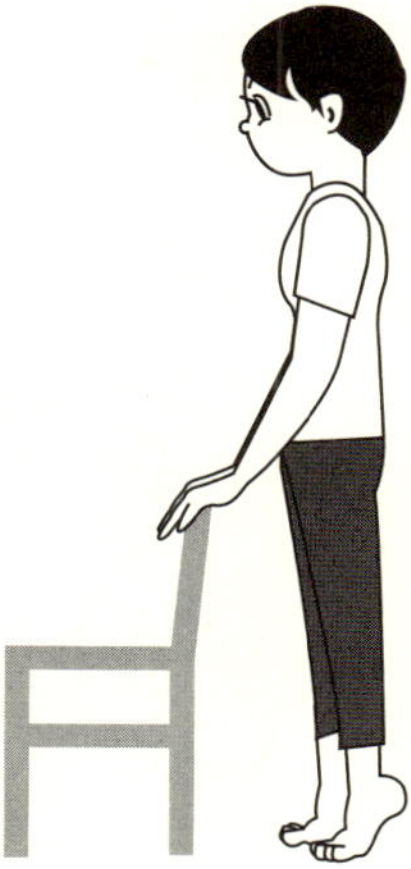

筋トレ、イスの背などに手を置きゆっくり背伸びして戻す
（踵上げ）

❹ ボール筋トレ
（とっさの動きに備える）胴体のインナーマッスルが鍛えられる

25センチくらいのボール（少し空気が抜いてあるとよい）を安定したイスのうえに置き、座る

足を肩幅より少し開いておく

腰を前後・左右・右回し左回し・上下など「ひょこひょこ」と動かす

1分間から始め、5～10分間、テレビを観ながらでもよい

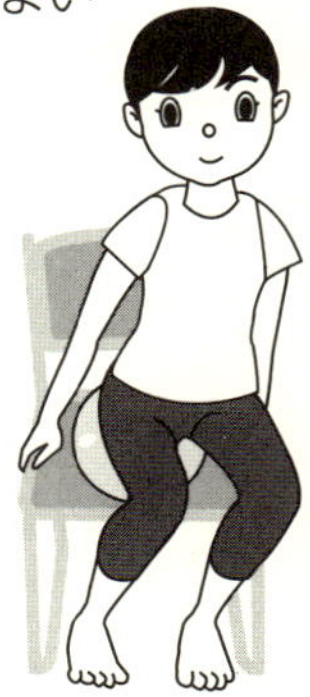

❺ 後ずさりしてみよう
安全な場所で、後ろ向きに歩いてみる

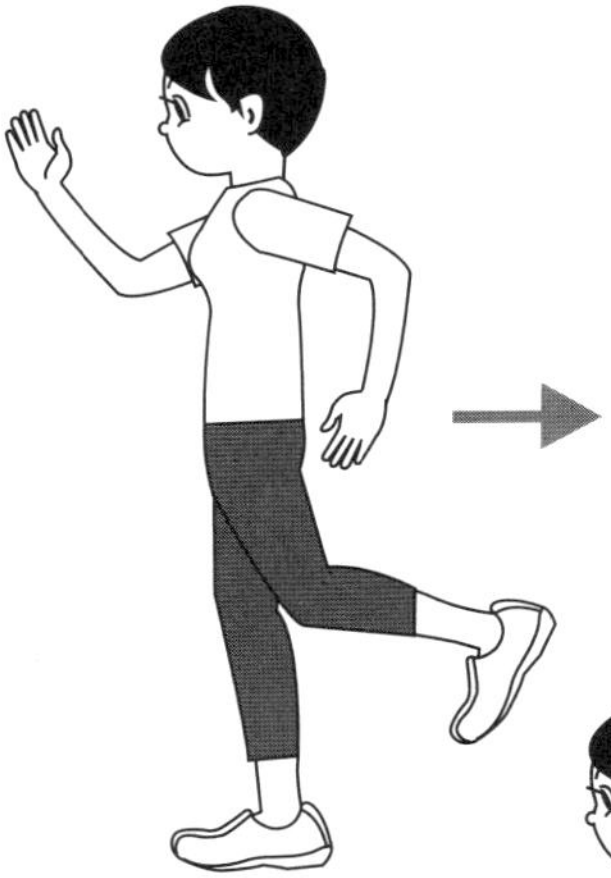

最初の３〜５歩は靴底をひきずらないように、膝を曲げて慎重に後ずさる

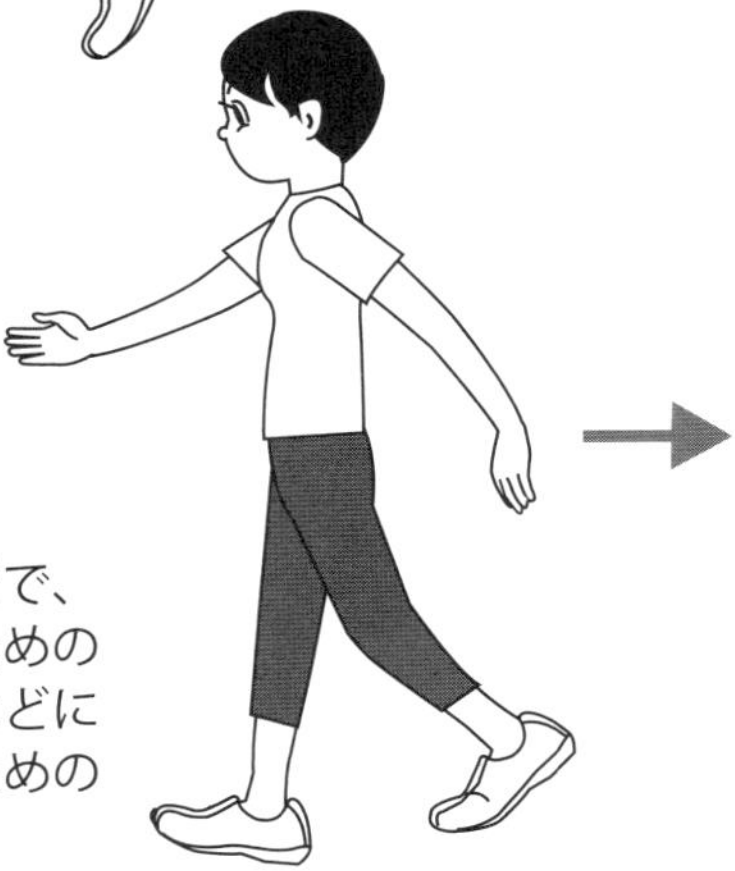

駅のホームなどで、視覚障害者のための黄色いラインなどにつまずかないための練習

※新しいスニーカー・雨靴・ヒールの高い靴は要注意

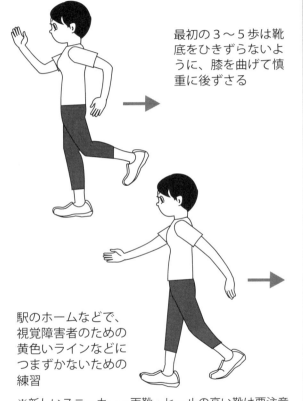

❻ 立ち上がる前のストレッチなど
長く同じ体勢でいた時にいきなり動かないために

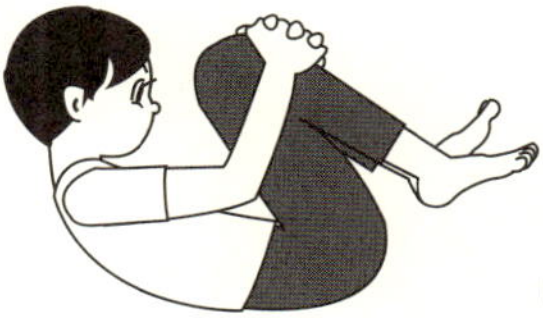

だるま（膝抱え）

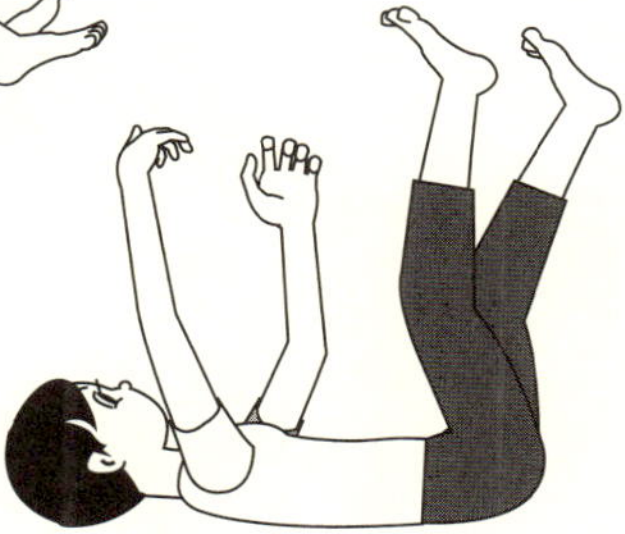

ゴキブリ
（両手足ゆさゆさ）

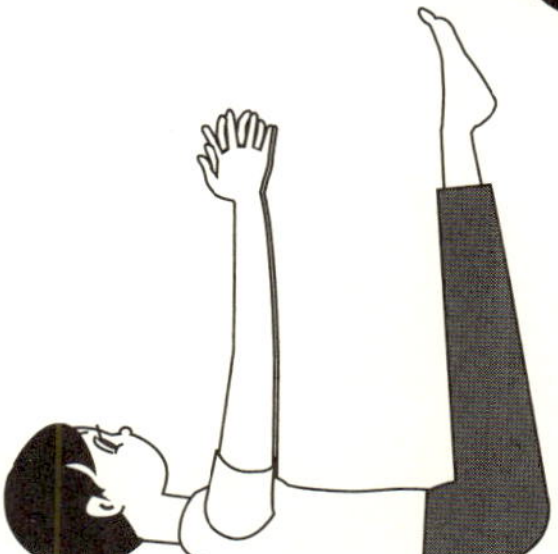

つま先伸ばし

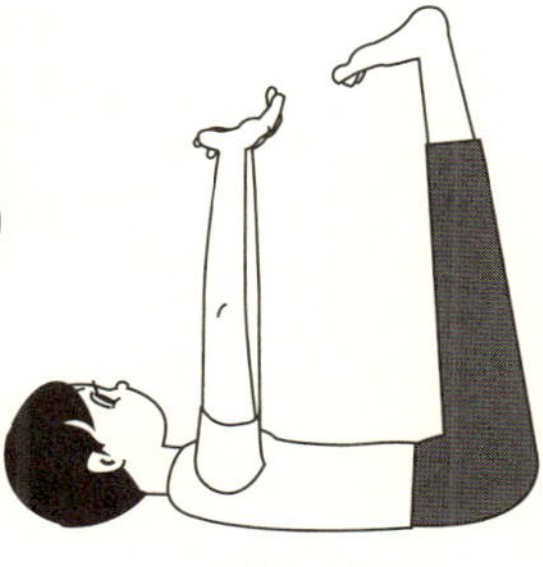

踵伸ばし

Ⅳ．実践編

14、運動と食事のポイント

黒柳徹子さんの大ベストセラー『窓ぎわのトットちゃん』（講談社、1981年）の中に「海のものと山のもの」という話があります。これを読んだ時、栄養の摂り方を分かりやすく表現していると感心しました。おおざっぱですが、食事の偏りをなくす拠りどころにしています。

トットちゃんが通う「トモエがくえん」の校長先生が「海のものと、山のものを持たせてください」と、子供たちの家の人に頼んだ、というわけだった。山は……たとえば、お野菜とか、お肉とか（お肉は山でとれるってわけじゃないけど、大きく分けると、牛とか豚とかは、陸に住んでいるのだから、山のほうに入るって考え）、海は、お魚とか、佃煮とか、この二種類を、必ずお弁当のおかずに入れてほしい、というのだった。

こんなに簡単に、必要なことを表現できる大人は、校長先生の他には、そういないとトットちゃんのママは、ひどく感心していた。しかも、ママにとっても、海と山とに、わけてもらっただけでおかずを考えるのがとても面倒なことじゃなく思えてきたから、不思議だった。それに校長先生は、海と山といっても、〝無理しないこと〟〝ぜいたくしないこと〟と言ってくださったから、山は〝キンピラゴボウと玉子焼〟で海は〝おかか〟という風でよかったし、もっと簡単な海と山を例にすれば〝おのりと梅干し〟でよかったのだ。

これは戦中戦後の物のない時代の話で、今はのりと梅干しで……とはいかないですが、たとえば、ハンバーガーとフライドポテト、ラーメンと餃子は「山のもの」しかなく、その後のおやつは寒天で作ったゼリーにしようとか、夜は焼魚とわかめの味噌汁にしておこう。牛丼やカツ丼を注文したら、わかめサラダや貝のお汁があればいい、またカレーライスには海藻たっぷりのサラダを添えるなど判断しやすいです。

若い独身者が、コンビニやスーパーで出来あいのお惣菜を求める判断基準になるだろうし、老いて奥さんに先立たれた方が食事を作られる時に、献立や食材選びの迷いを少なくするでしょう。

現代は〝海のものと山のもの〟どころの判断基準ではなく、食べないで生きている人の話題もあるし、断食ダイエット、1日1食がいい、などなどダイエット情報は氾濫しています。

メタボ対策の食事指導は健康診断結果が出るとされるし、糖質制限に、厚労省は一日に30品目摂りましょうというし、癌にならないためには……、高齢者は肉を食べましょう……、惑わされるばかりです。

特に健康を害していないのであるのなら、今まで自分が摂ってきた食生活がその人には合っているのだから、健康情報に振り回されないのが一番と思っています。

私も日々馴染んできた食生活に大きな変化はなく、毎食だと偏ることもあるので、1日のトータルで足りない物を補う程度ですが、「動くエネルギーにはお米やパンなどの炭水化物」、「エネルギーの持続と皮膚や髪などのうるおいにバターやオリーブオイルなど油脂」を、「血も筋肉も骨も主にたんぱく質でできているのでたんぱく質を摂る」、「ビタミン・ミネラルはそれらを適材適所に運び身体の調子を整えるから欠かせない」とざっくり考えて、それぞれ食事で摂れたかな？　と箸を運びながら点検しています。

加齢とともに筋肉のもととなるたんぱく質の摂取は心がけています。山のものの肉や納豆・豆腐など大豆加工品だけでなく、海のものの魚も摂りバランスよくと。栄養素とともに気になるのが1日に食事で摂る熱量です。ショッキングなデータですが、日本人の平均摂取カロリーが、終戦直後より現在のほうが下回っているのをご存じでしょうか。

高齢社会になったことも一因なのですが、1946年は1903キロカロリー、2011年は1840キロカロリー、ピークは1971年の2287キロカロリー、飽食のこの時代に意外な変化です。「メタボ！」「太らないように！」と叩き込まれて気をつける人が増えたこともあるでしょうが、少ない摂取カロリーを1日で消費する、動きの少ないライフスタイルもその一因となっているのではないでしょうか？

高齢者の栄養失調も心配されていますが、偏った食事からくる若い人の栄養失調にも気をつけなければいけません。

ファミレスなどのメニューには、カロリー表示がされているので、オーダーの時には参考になります。生活スタイルや体重で差がありますが、成人男子の必須カロリーは2200キロ前後、女子は1800キロ前後です。過多にならぬよう、過少にならぬようしなければなりませんが、その確認は体重の増減でできます。

適正体重の判断には、健康診断に載っている、
BMI数値：体重kg÷（身長m×身長m）→18・5〜24・5が適正
18・5以下は痩せているので摂取カロリーを増やす、24・5以上は肥っているので摂取カロリーを減らし、運動などして消費カロリーを増やす生活を心がけること

です。

中高年になって運動をする人が増えているのは体力維持にいいことですが、加齢とともに減る筋肉量を減らないようにするには、運動だけでなく栄養摂取にも注意が要ります。

私は運動指導が仕事なので、筋トレ・水泳など運動後には牛乳などの乳製品を摂り、夕食に肉や魚などしっかりたんぱく質を摂るようにしています。それにはこんなきっかけもありました。

2015年に芥川賞を受賞した又吉直樹氏の『火花』が話題になった時、私は同時受賞の羽田圭介氏の『スクラップ・アンド・ビルド』（文藝春秋、2015）にぐいぐい引き込まれました。高齢者の介護を孫の目線で描いているのですが、「柔らかくて栄養豊かな食事を出し、親切に介助をする」のは長く寝たきりをつくり出すことになり、「固く噛みしめる食事と多少の難儀は自力でさせる」ことが高齢者の自立につながるなど、よく衝いています。

私が注目したのは、就職浪人中の主人公健斗が、唐突にランニングや筋トレを始

自炊メニュー

【例1】

朝食　ご飯・卵入り納豆・ナスと油揚げ味噌汁・糠漬け

昼食　海鮮パスタ・野菜サラダ

夕食　ワインなど・ご飯小盛・豚しゃぶサラダ・お浸し・野菜のポタージュ

リンゴ、梨などフルーツ

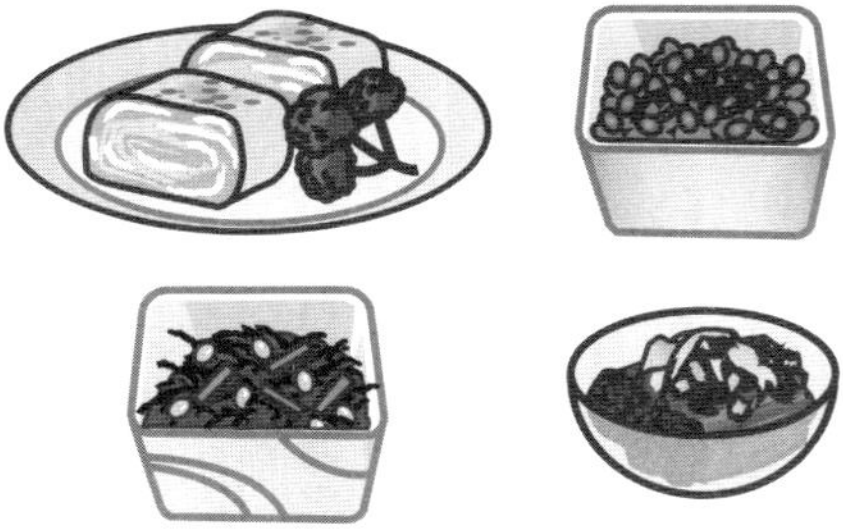

【例2】

朝食　トースト・ハムエッグキャベツ添え・フルーツヨーグルト・紅茶

昼食　天丼・麩と三つ葉のすまし汁・カブやキュウリの酢の物

夕食　日本酒または焼酎など・ご飯小盛・魚のマリネ（玉ねぎ、パプリカなど野菜いり）・ナスの味噌炒め・糠漬け・リンゴ、梨などフルーツ

外食メニュー

【例１】

朝食　コンビニミックスサンドイッチ・ドリンクヨーグルト・コーヒー

昼食　焼き魚定食：ご飯１膳・焼き魚・きんぴらごぼう・酢の物・味噌汁

夕食　ビール・冷凍枝豆・酢豚（スーパー惣菜）・トマト＆キュウリ・ご飯１膳

リンゴ、梨などフルーツ

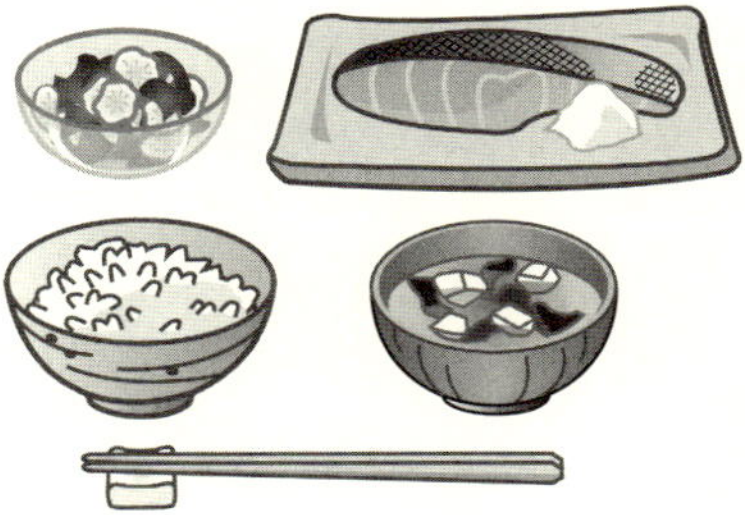

【例２】

朝食　コンビニ梅干おにぎり＆鮭にぎり・インスタント味噌汁・トマトジュース

昼食　中華五目焼きそば・中華サラダ・杏仁豆腐

または、天ざるそば・酢の物、お浸しなど小鉢

夕食　ビール・お刺身・野菜煮物（スーパー惣菜）・生野菜（レタス、トマト、セロリ）

ご飯１膳・リンゴ、梨などフルーツ

※スーパーやコンビニの惣菜・冷凍食品・生野菜など取り入れると、家で簡単に栄養をそろえて食べられる。

❷ 3食のカロリーの摂り方は

1食500キロカロリー前後を3回と考えるとメニューを選びやすい、3食のトータルで、1日の調整をする。

朝の和定食1汁3～4菜「普通盛りご飯1膳と味噌汁に、煮物、お浸し、浅漬け、酢の物など野菜が主な物から1～2品と、納豆、卵焼き、焼鮭などたんぱく質が主な物から1品で、合計は400～500キロカロリー」

これを基本に考え、麺類なども、油物が入ると、200～300キロカロリー多くなる。

落とし穴は菓子パンで、メロンパンなどはこれだけで500キロカロリー前後あり、カレーライスは800キロカロリー、カツ丼は900キロカロリー前後あるので、類似の物も同様に高カロリーと頭に入れておく。

1日トータルで、食事以外でカロリーオーバーになりやすい物は、

・加糖の飲料（100mℓ40㎉前後）

・アルコール：厚生労働省「健康日本21・指針」
　1日の適量の㎉
　　ビール500mℓ：210㎉
　　ウイスキーW60mℓ：144㎉
　　ワイン120mℓ：140㎉
　　日本酒180mℓ：190㎉
　　焼酎25度110mℓ：153㎉

・スナック類（ポテトチップス60g1袋300㎉前後）

・お菓子（ショートケーキ300㎉～・大福200㎉～）

・果物も糖分が多いので食べ過ぎないように。

食事と栄養の目安

❶ 栄養の基本知識：どの栄養素も必要である

３大栄養素　『たんぱく質』4㎉/1g 身体をつくる（筋肉・骨・皮膚・血液などのもととなる）

『糖質』4㎉/1g すばやくエネルギーになり、脳の大事な栄養

『脂質』9㎉/1g 強いエネルギーになり、力を持続させる

『ビタミン・ミネラル』栄養素を適材適所に運び、身体の調子を整える

『食物繊維』腸の掃除をする、不溶性は余分な物を掻き出し、水溶性は栄養素の吸収を緩やかにする

❷ 摂取カロリー目安

男性　2200キロカロリー前後
女性　1800キロカロリー前後

《体重・仕事・生活活動によって大きな差があるので、50歳〜70歳のあくまでも目安》

め、30歳前の自分の衰えを情けなく思うぃっぽう、「自立歩行できている、祖父が嫌がる階段を簡単に昇れる」と自分の恵まれた点を再発見して明るくなり、トレーニングにのめりこんでいく点です。

脳も含めた全身改造は、老人を弱らせるのと逆をいけばすべての能力は向上し人生も前進するという悟りに至り、筋トレ直後には納豆ごはんをかきこみ、超回復に欠かせぬたんぱく質補給に牛丼定食の大盛りを注文……。

読後の興奮冷めやらぬ時に、順天堂大学公開講座「筋肉づくりのための運動と栄養」を受講しました。高齢者の筋力低下と健斗の心身の改善を裏付けるような講義内容でした。食事、特にたんぱく質を摂るタイミングで、筋肉は増すという確認ができました。

筋肉は常に壊され（分解）、作られ（合成）ることを繰り返しており、高齢になるほど分解が進み、合成に時間がかかるのです。健斗は肉体だけではなく、祖父母との暮らしや恋人との関係、仕事や勉強なども分解＝スクラップし、合成＝ビルドする興味深い小説でした。

偏りのないバランスのよい食事の物差し
―毎食整えるのが理想だが、1日分で調整―

海のものと山のものが両方あるか？

海：魚・海苔やわかめなどの海藻類、その加工食品
山：ご飯、パン、麵など・肉・野菜・きのこ・牛乳、その加工食品

彩りよく並んでいるか？

白：ご飯・パン・麵・大根・白菜・芋類・れんこん・ごぼう・きゅうり・ネギなど
赤：肉・魚・トマト・唐辛子・紫芋・西瓜・いちごなど
緑：ホウレンソウなど葉物・アボカド・わかめ・パセリ・ブロッコリーなど
黄：ニンジン・カボチャ・パプリカ・トウモロコシ・みかんなど柑橘類
黒：ナス・黒ゴマ・黒豆・しいたけなどきのこ・ヒジキ・海苔など

味付けの種類がいろいろあるか？

しょっぱい（塩分過剰摂取に注意、野菜たっぷりで一緒に排泄）
甘い・すっぱい・にがい・旨いなど

調理方法がいろいろあるか？

生・煮るか蒸す・焼く・炒めるか揚げるなど

1食の野菜と肉や魚の量

主菜は「グー」、副菜は「パー」
「グー」の大きさで厚さ２㎝
「パー」は片手の上に山盛り
（「千葉県グーパー食生活ガイドブック」）

私も肉体のスクラップ・アンド・ビルドを上手にして、できるだけ体力の現状維持に努めようと、程よく食べて動き、動いてお腹を空かして食べ、十二分に休養をとっています。老いに抗うことはできませんが、緩やかに老いを迎えられればと願っています。

15、体操教室トレーニングメニュー

千葉県のメタボ対策事業で数年間運動指導をしましたが、その時のトレーニングメニューは、久野譜也先生（筑波大学大学院教授）が考案された「ゆっくり筋トレ」を行っていました。

膝伸ばし、踵上げ、後ろ蹴りだし、股上げ、スクワット、腹筋トレの上体起こし、背筋トレ、腕立て伏せなどを10回1～2セットくり返して、筋力をつけるメニューでした。

県の事業に参加された人が卒業してからも運動を継続したいという要望でできた教室は、運動に慣れた方がほとんどですが、見学にみえてから加わった方も参加が続いています。週に1時間半しっかり筋トレなどしておくと、身のこなしが軽くなるのが実感でき、さらに「筋トレをしておこう！」という意志が持続できているようです。

　県で携わったのは1時間半の「メタボ対策教室」だったので、体脂肪燃焼と体重減少を目指した有酸素運動としてエアロバイク30分間が含まれていましたが、自主教室は公民館などで行うので、エアロバイクがなく有酸素運動はできません。でも1時間半の枠は縮小せずに、せっかくついた体力を落とさないように、健康維持に役立つメニューを加えていきました。

　会場は、運動用のホールであったり、和室二間を開け放した大広間だったり、研修室だったりと、教室ごとに違いますが、その条件を活かして工夫を重ねています。最初にウォーミングアップとして、ウォーキングレッスンを行います。いい姿勢をして、歩いて身体を温め、ゆっくり大股歩きなども行います。その最後に「避難しますので、走って下さい」とちょっと走ったり、ゆっくり後ずさりもしています。歳をとるほど走る機会は少ないので、たまさかの時に備え足がもつれない訓練です。

　またレッスン中に「脳トレ」として記憶力ゲームのような遊びも行っています。イスに乗せられる直径25センチくらいのボールに座って、おしりを上下・左右、右回し・左回しとひょこひょこ動かしながら、名詞を各自10個思い浮かべ、記憶を定着させる間をおいてから、皆の前で発表する。認知症や物忘れの記憶テストのようなことです。

「ナスから始めて夏野菜10個」ナス・キュウリ・トマト・ゴーヤ・インゲン・カボチャ・ズッキーニ・オクラ・トウモロコシ・エダマメなど。

「サクラから始めて春の花10個」桜・梅・桃・チューリップ・フリージア・水仙・パンジー・ビオラ・レンギョウ・雪柳など。

単純なゲームですが、名詞の出題は「山手線の駅名、千葉県の市町村名、俳優や歌手、小説の題名や作家の名前、サンズイの漢字、シンニュウの漢字、また赤い色の物10個などなど」メンバー持ち回り、出題者の個性も表れるし、発表の時になかなか思い出せず場が盛り上がり、笑いが起こります。運動の合間の楽しいひと時でありますが、「おしりが止まってますよ！」と時々檄を飛ばし、インナーマッスルトレーニングを同時にしています。

レッスンの1時間半は短い時間ではないので、余分な疲れをもたらさないよう、クールダウンは心地よい静かなBGMを流して、ヨガのようなことも取り入れ、最後に深呼吸をし、気持ちよくなって終了するようにしています。

トレーニングメニュー――ゆっくり筋トレは10回1～2セット

1、ラジオ体操第一

2、ウォーキングレッスン（姿勢のとり方・よい歩き方・ゆっくり大股歩き・継ぎ足し歩きをして脳梗塞チェック・スキップ&ツーステップ・避難訓練・ちょっと走る・後ずさりする）

《イス利用》

3、ストレッチ（腰掛けて、足・腰・胸・体側・腕・首など伸ばす）

4、膝伸ばし（腰掛けて、膝を伸ばして戻す）

5、踵上げ（背伸び：背もたれに手を添えて↓壁を背にバンザイして↓壁に向ってバンザイして）

6、足後ろ曲げ&足後ろ蹴りだし（背もたれに手を添えて、膝を後ろに直角に曲げ

る→つま先を上げてから後ろに引く）
7、リズム運動（背もたれに手を添えたり離したりして踵上げとつま先上げを交互に、カーペンターズの〝トップ・オブ・ザ・ワールド〟に合わせて繰り返す）
8、ボールトレーニング（少し空気を抜いた直径25センチくらいのボールをイスに乗せて座り、インナーマッスルを刺激する。同時に脳トレ）
9、グリップで握力トレ（グリップを握り、左右の膝でボールを挟んでおく。手を握り締めて開くと同時に膝も左右締めて緩める）
10、もも上げ（腰掛けて、膝を直角のまま上げうつむいて額を近づける。チューブを使って負荷をかける時もある）
11、スクワット

《畳やマットの上で》

12、おしりで前進（畳に座って足を投げ出し前進し、後退する）
13、ゴキブリ体操（横たわって、手足を上げてほぐす）
14、腹式呼吸（横たわって、鼻で吸ってお腹を膨らませ、口で吐き出しお腹をへこま

⑦⑧猫のストレッチ
（腰：背中を凹凸にゆっくり３回繰り返す）

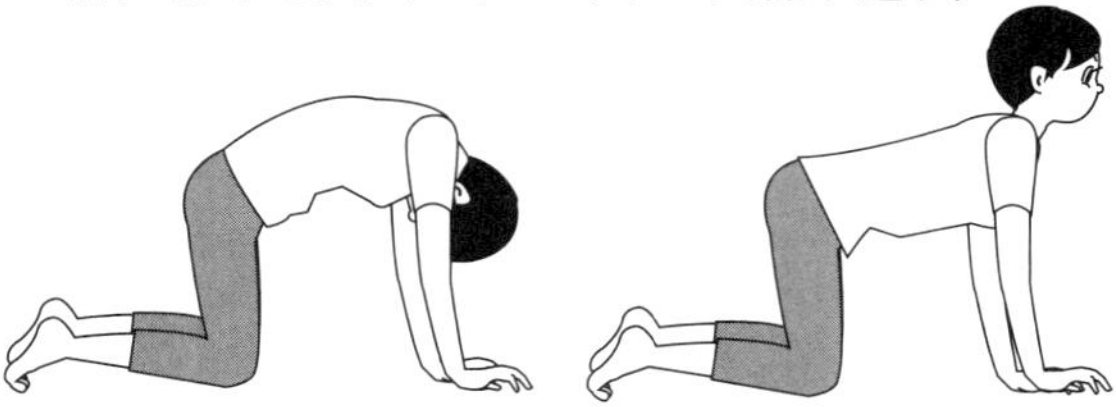

⑨⑩膝立ち

（背骨：肩で大きく息をして、ストンと落として静止）

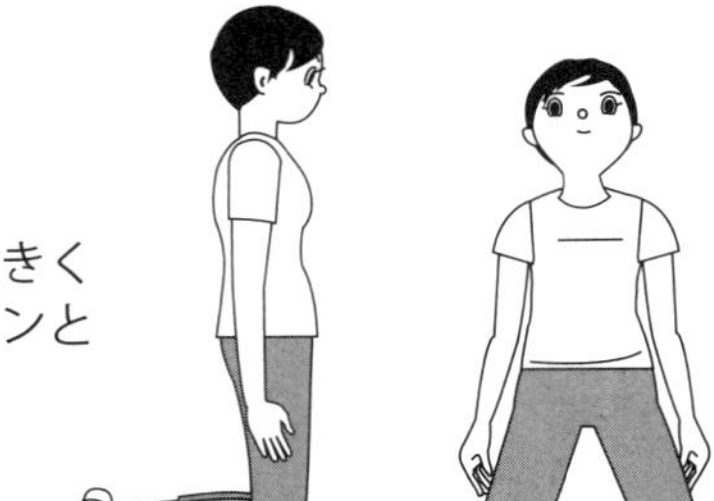

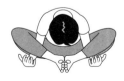

⑪真珠貝のポーズ
（股関節・背骨：手の甲を下にしてふくらはぎの下に入れ、力を抜いて頭を下げる）

クールダウン

《ストレッチ》（ゆっくり息を吐きながら伸ばす）

①犬のストレッチ
（腰・肩関節：脇を
すりつけるように）

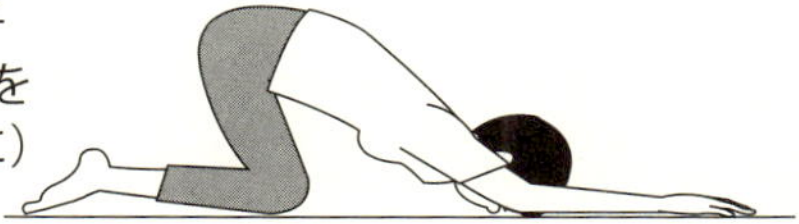

②③身体を畳んだ
ポーズ
（腰・膝・肩：手
は甲をつける）

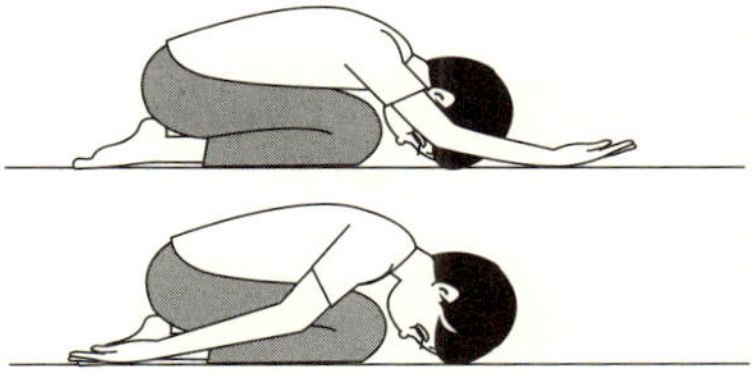

④うつ伏せでバンザイ
（全身：足の甲・膝・肩が伸びる）

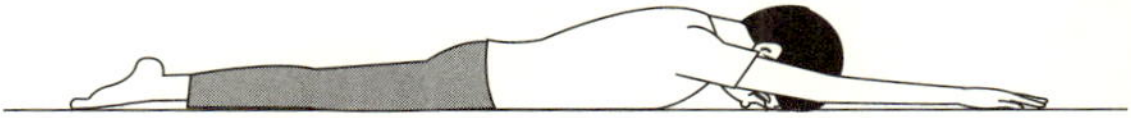

⑤⑥ライオンのポーズ
（腰：無理のない範囲で
胸を上げる）

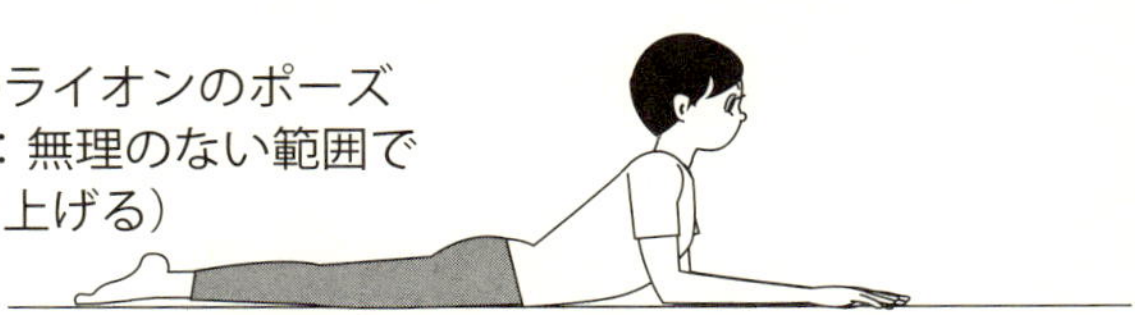

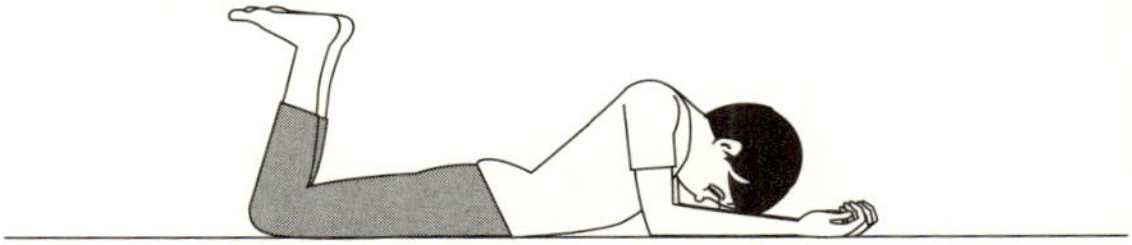

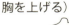

クールダウン

《深呼吸》
（鼻でゆっくり吸い、その倍かけて口で吐く）

⑫⑬胸を引き上げるように吸いながら手を上げ、
吐きながら手を下げる（２回繰り返す）

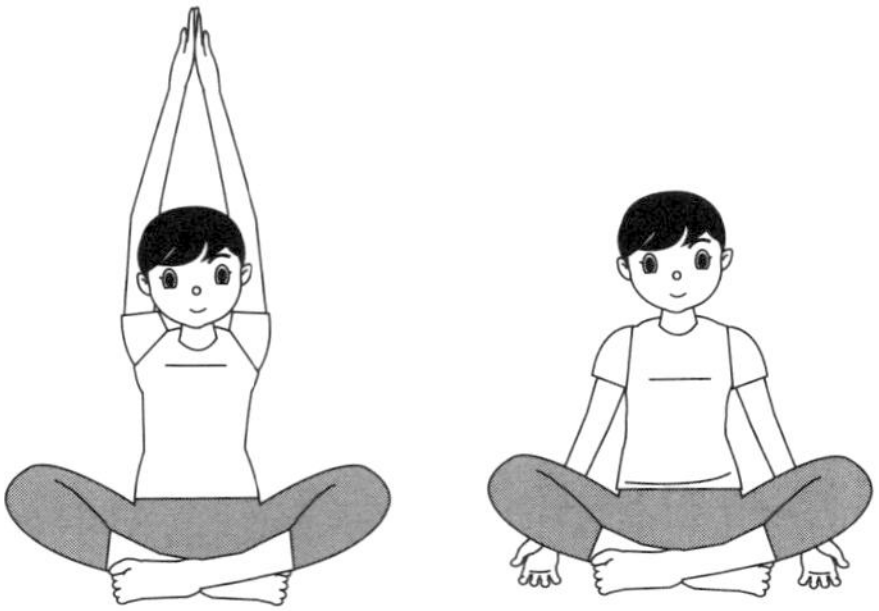

⑭⑮胸を開くように吸いながら手を開き、
吐きながら手の甲を合わせる（２回繰り返す）

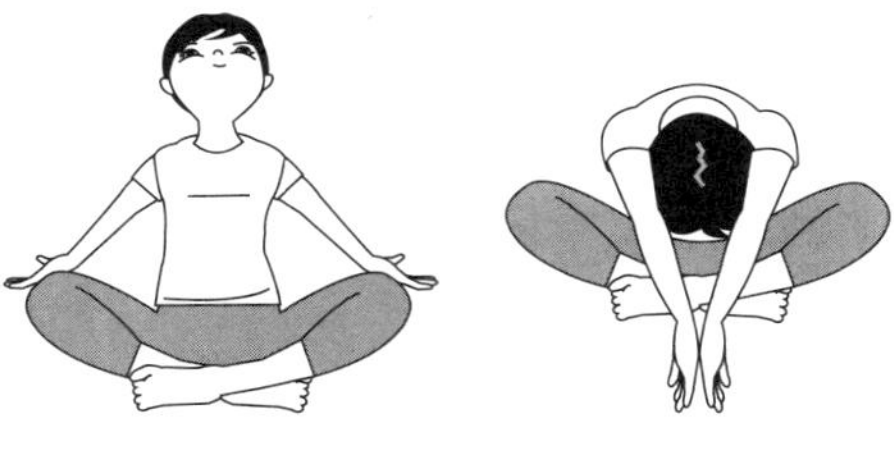

す）
15、腹筋（上体起こし：寝た状態から起こす・上体倒し：座って身体を少し倒して戻す）
16、背筋（四つんばいになり、右手左足・左手右足を伸ばす）
17、腕立て伏せ（上体を前に移動5回、肘を曲げて5回）
18、クールダウン（ストレッチ）
19、〃（深呼吸）
20、ペアマッサージ（ペアを組み、受ける人は座っている。立って肩の中央に手の平を置き体重をかけてツボ押し→肩から肘を包むように撫でる→手の平で肩甲骨をなぞる。交代で行う）

※主なトレーニングメニューは同じだが、ラジオ体操第一、おしりで前進、ペアマッサージは、会場の条件、メンバーの人数や要望で、「教室」によって取り入れている。

V．番外編　健康よもやま話

ハイスクール・フィットネス

ちょうどわが子が高校生の時だった。新聞記事で「高校の総合講座、社会人講師を新たに募集」の話題が私の興味をひいた。

病気のことや身体を動かすことを学んだ保健体育、栄養や調理を習った家庭科は、主要5科目でないし、受験科目でもない、中学でも高校でも疎《おろそ》かにしがちだった。だが、社会人となり、主婦となり、子供を産み育てていると、自分自身や家族の健康と食についての知識と技術の大切さを切実に感じる。それを伝えるいいチャンスではないか。

「栄養・運動・休養の健康づくりの3本柱を教えます」と参上しても、学校には保健体育も家庭科もある。やすやすと受け入れてはもらえまい。母親と日頃のスポーツクラブの経験で、ダメもとでいいから応募してみようか……。

「親や先生の言うことを素直に聞かない年齢の子たちも、外から来た目新しい人の話なら少しは耳を傾けてくれるかもしれない」。高校生の娘の意見も乞いながら、応募動機の作文を締めくくり、投函した。

応募者は少なからずあったようだが、書類選考通過。教頭先生の面接の後、めでたく特別非常勤講師となり、実働10か月の1年間、任期である3期を務めた。

私立高校の「総合講座」、7クラスの生徒に17、8の講座を用意し、生徒が自由に選択する2コマの授業だった。体育の教師がゴルフを、数学教師がPCゲームのプログラミングを、音楽教師は作曲などなど。また教師の資格を持たないわれわれも、学外から社会人講師として生徒の前に立った。陶芸・建築・フラワーデザイン・ジャーナリズム・モータリゼーション・剪定《せんてい》。前の期には、落語・演劇なども あった。

講師初顔合わせの日、窓外にドーム型の不思議な施設が目に入った。ガラス張りではないので、温室ではなさそうだ。

「あれは何ですか？」

「プールです。温水ではないですが、開閉式ドームを閉じると結構長い期間使えますよ。水泳部など年中泳いでいるんじゃないかな」とのこと。

ラッキー！　専門のアクアフィットネスもできる！　水泳も教えられる！　高校にプールがあるところはそう多くはないので、想定外の好条件に小躍りした。

私の講座名は「フィットネス」。

・しっかり食べて、動いて、休養を取る、健康3原則を学ぶ。

・実技は、ストレッチ・ウエイト・アクア・エアロビックトレーニング、ダイエット食作り・救急法などの入門講座。

・「ウエストを細くする」「肩幅・胸囲を増やす」「肥満解消」「肩こり・腰痛・便秘解消」など、生徒それぞれ個人目標をかかげて取り組む。

そんなオリエンテーションに、毎年男女25名前後が受講を決めてくれた。

「メロンパン1個400キロカロリー以上あるのもあるんだよ。私も大好きな蒸しケーキは438キロカロリー。コーラ500ミリリットルのペットボトルには角砂糖にして15個くらい入っていて、200キロカロリー以上」

「お腹すくと、君たちなら、ポテトチップス1袋（100グラム）ぺろっと食べちゃうよね？　これは500キロカロリー」

「日本の典型的な朝食、ご飯・味噌汁・納豆・おひたしなどで380キロカロリーくらい、卵焼きや焼鮭つきでも450キロカロリーいかないよ」

「菓子パン2、3個と飲物で1000キロカロリー以上。それだけで高校生の必須カロリーの半分近く。それに対して和定食は400キロカロリー前後、どっちが栄養豊かで腹の持ちがいいか、分かるよね？」

〝ハイスクール・フィットネス〟、新学期最初の授業は毎年こんな感じで始めた。まず食べることに関心を持たせたかったので、初回には、「アバウトでいいから」と1週間の食事記録を宿題にした。

「朝食抜きは案外いない」「お母さんの作ったお弁当持参が多い」「外食は少ない」など把握することができた。食事記録はそれで終えるつもりであったが、その週の3日分を毎回書かせることとなった。

なにしろ授業は、週末、明日は休みの土曜日。各組で帰りのホームルームを終えて集まるモザイク授業。終了時間はばらばら、生徒たちは解放感一杯でだらだらとやって来る。最初と最後に来る生徒の差が15分くらいの時もあるのだ。食事記録は、その待ち時間に生徒を遊ばせないための苦肉の策であった。とりあえず机に着かせた。

「毎朝、食パン1枚と紅茶」「毎朝、お茶漬けさらさら」という生徒がいる一方、「食パンにハムエッグ・サラダ・ヨーグルトなどの洋定食」や、「ご飯・味噌汁・納豆・焼き魚などの和定食」と理想的な朝食の生徒もいる。そういう家庭の夕食は、副食の品数も多く、野菜が豊富、お浸しや煮物、スープの具も多い。カレーライスには、彩りの良いサラダが付いている。そして初夏には、筍《たけのこ》ご飯、秋には松茸《まつたけ》ご飯、季節が食卓に乗っている。

食事記録から家庭が垣間見えた。それを見るのが私の楽しみになり、結局3期とも続行。その記録から、生徒の健康状態・体型・態度へと目を移すと、相関関係がつかめた。

お昼前の2時間に、筋トレ・水泳・ウォーキングなどやるわけだから、お茶漬け・トースト組は、スタミナ切れとなる。しっかり朝食組はがんばれる。おおかたの生徒が私の話などいいかげんに聞いているようにみえたが、大事な時に集中力を発揮して、話を理解したりするにも差が出ていた。

しっかり食事を摂っている生徒は、筋肉がほどよく張り、弾力がある。顔や髪の色つやがよく、体格がよい。その点で一番印象に残った男子生徒は、卒業式で皆勤・精勤者に名前が上り、希望の難関大学に現役合格を果たしていた。充実した食事の証でもあるように思われた。お母さんの努力を讃えたかった。主婦としてごくごくあたりまえの営みを続けてこられ、褒められてびっくりかもしれないが、子供が宿る前からの食の積み重ねが、健やかな子供を育てたに違いない。母親としてのわが身を振り返る、いいきっかけにもなった。

お母さんの努力には頭が下がる思いだったが、相手は高校3年生である。翌年は家を離れる生徒も多いし、自立の年齢なので、自分の健康は自分で保つよう、食事作りも実習した。

個人目標を決めた時、「体重を増やしたい」という男子生徒が少なからずいた。

世の中の関心も情報も「痩せる」方法が圧倒的に多く、逆の方法を知る機会は少ない。「ダイエット」の本来の意味は、「痩せること」ではなく、「健康的な身体をつくる食事のこと」だ。

特に女子はちょうどいい体格だと思えるのに「痩せたい願望」が多く、巷の「痩せ情報」に安易にはしる傾向があるのも心配だ。痩せている男子の悩みはより深刻で、健康的に体重を増やすダイエットを提供しなければと思った。そこで栄養バランスの良い、簡単な食事作りを実践した。

ミキサーを教室に持ち込み、調理台は新しいゴミ袋を机に敷き詰め、通勤途中で見つけた無人販売の採りたてトマトも用意した。「バナナ・ミルク・ヨーグルトにはちみつのミックスドリンクと、レタス・トマト・ハム・チーズのサンドイッチ」栄養価が高く、脳も目覚める簡単朝食。フランスパンを噛みしめるなり「トマトがうまい！」と、予想どおりの反応。

また調理室では「山菜ご飯の素」に鳥モモ肉のかたまりをそのまま入れて炊き込み、しゃもじでほぐして出来上がり！ 缶詰コーンをコンソメの素で味付けし、牛乳でのばしたあっという間のスープを添えて、包丁要らずの簡単メニューを、みんなで完食した。

受験生なので机についている時間が長いせいもあるのだろう、腰痛を訴える生徒が多数いることに驚いた。腰痛体操を教えたら、「腰が楽になり、毎晩習慣になりました」と女生徒の報告。スポーツクラブでの中高年用のトレーニングメニューが、10代の高校生の役にたつとは……。

そこでプールでも腰痛水泳も実施。水中ウォークするのだが、水球もできる水深1・5mの高校プールだと、歩幅を広げると身長1・6mに満たない私は顔まで浸かり、浮いてしまう。スポーツクラブのプールは深いところでも1・3m、勝手の違いに戸惑った。

水泳はゆっくり泳ぐことを教えた。

「クロールは、腕と耳が並ぶよう下を向き、手は入水も出る時も肘が伸びてから、ゆっくりと！　ストロークでリズムをとるんだよ！」と教えると、目に見えてきれいでゆったりした泳法になっていた。

「ゆっくり泳ぐことって、できるんだね！　気持ちいいですよ」と長身の男子生徒が悠々と泳いでいた。

生徒からの情報で知ったのだが、保健体育の先生は、かつて水泳の自由形でオリンピック日本代表選手だったそうだ。だからではないだろうが、体育の授業では速く泳ぐことを求められ、生徒たちは息絶え絶えにがんばって泳いでいたようで、ゆっくり泳法は新鮮だったようだ。疲労回復や日頃の健康維持に、大人になってもプールを役立ててほしいと、私は力説した。

高校3年生は、夏休みには部活を引退する。受験生は運動不足になりがち、特に運動部だった生徒は太り傾向になる。冒頭のカロリーの話で、「菓子パン・スナック菓子・加糖飲料は低栄養、高カロリーで肥満の元」を最初にぶつけたことで、その3つは摂らず、3学期の形態測定で、7キロ減量の成果を出した男子生徒がいた。

半信半疑で始めたようだったが、食事はそのままに摂り、ポテトチップス、コーラや缶コーヒー、メロンパンなどに一切手を出さず、「体調がいいので続いた」と。約8か月をかけたので、理想的な減量であったと思う。ゆっくり筋トレも続けていたので、身体がしまり、快適に受験生活を乗り切った。

スポーツクラブを一歩出て踏み込んだ〝ハイスクール・フィットネス〟。秋の文化祭では、総合講座は出展が義務で、そのサポートもした。全校生に健康調査を実施、総括した女子生徒も出た。

初年度の受講生に「アイスダンスペアでオリンピックにでるのが目標です。身体を引き締め、膝や腰を守れる筋肉をつけたい」という生徒がいた。オリンピックもフィギュアスケートも縁のない私は驚いた。それから10年以上たゆまぬ努力を続け、夢を果たした木戸章之《あきゆき》選手である。トリノで舞う映像に、初対面の時の姿を思い出し、拍手を送った。

成績をつけなければならないので、その評価が生徒の将来を左右することも皆無ではない。気持ちが緩むことはなかったが、思いがけない、おもしろい経験をいくつも私にさせてくれたことは、大人の健康づくりの現場でも役に立っている。

育ちゆく若者たちと過ごした毎週土曜日の3年間は、今でも新鮮さを失わない明るい思い出としてよみがえる。

筋肉が目をサポート

千葉県健康生活コーディネーターとして県下の市町村で、「メタボ対策の健康つくり教室」の体操指導をしていたことがある。ある市で思いがけない経験をし、それは老いの進む人の指導にも役立っている。

「募集要項に障害のある方について何も書いてないので、お断りすることはできない。参加していただきましょう。ただ、障害者指導専門スタッフがいないので、ご家族同伴ということで」。その準備会議で、Tさんの参加受け入れが決まった。Tさんがみえる曜日の担当者3名の一人に私が入っていた。

後期高齢者となったばかりの男性Tさんは、網膜《もうまく》色素変性症という難病指定の病で、50歳代後半から徐々に視野が狭くなり、60歳代にほぼ全盲となった中途失明者である。

「体操教室」は家や居住地とは違う。Tさんも初めて踏み込む場所であり、教室の中まで家族が付き添って、そこで私たちが引き継いだ。付き添いの家族は「教室」に登録してあり、他のメンバーとトレーニングした。その時間は参加者が少なく、Tさんにマンツーマンでつくことができたけれど、視覚障害者の介助や運動指導の専門知識がないので、皆心もとなかったが、スタートした。

私が担当する機会が多く、「移動する時は、山田さんの肩に手を置かせてください」と電車ごっこのような格好で、先導した。教えてもらわねば、気がつかないことの連続だった。

準備運動、エアロバイク30分、筋トレ、整理運動、約1時間半のレッスンである。私たちも徐々に慣れ、家族が運動に参加できない時は、送迎の車まで行けば、参加してもらえるようになり、私たちも少しずつ進歩した。

トレーニングは、

・エアロバイク30分は家でも乗っていて、難なく実施

・筋トレは、（膝伸ばし）（踵上げ）（股上げ）（スクワット：テーブルに手をつき、立って、座る）マットで（上体起こし）（背筋：四つんばいになって膝を交互に伸ば

す）

片足立ちで行うものは、バランスを崩しやすいので省いたが、筋トレもストレッチもほぼ他の参加者と同じメニューで行えた。

体力テストにも、心肺機能・筋力の向上がみられたが、1年半後にその教室は終了した。

それから1年を経た頃、『メタボ教室』に参加できて足腰がせっかく丈夫になったのに、また衰えてきた。家に来て個人指導をしてもらえないか」という依頼が家族から私に届いた。私は卒業生が自主的に持っている「体操サークル」を公民館などで継続指導しており、その地域に定期的に通っていた。

日頃スポーツクラブで水泳のパーソナルトレーナーをしているが、体操指導を家庭訪問して行ったことはない。アメリカに住む友人の息子は、その専門のトレーナーで、個人宅を訪問して指導している。だが日本で行っているトレーナーから直接話を聞いたことはないし、住まいの状況も分からない。できるかどうかうかがってみることにした。

Tさんは農業もやっていた人であり、今も奥さんが野菜作りをしている。大きな農家のおうちだった。ふすまを外すと、3部屋繋がる大広間になり、その周りを廊下が囲む。お座敷にはエアロバイクも置いてある。イスを入れて腰掛けての筋トレも、寝転がってのストレッチもできる。月2回行うことになった。家庭訪問してのパーソナルトレーナー、初体験。障害のある方への本格的トレーニングを開始した。

まず廊下をぐるぐる廻ってウォーキングレッスン、肩に手をかけてもらい先導したり、ダンスのように向かいあって、後ずさりもする。廊下の端が玄関で、私が後ろ向きになっていて、うっかり私が玄関に転落なんて失敗もした。そうか、私が危なくてもTさんに「危ない！」と声をかけてはもらえないのだ。Tさんと位置をチェンジした。手さぐりで進めていったが、Tさんは見えなくても動ける自宅なので、市の教室で行うより、安心だった。

ウォーキングの後は、ストレッチ・筋トレは市のトレーニングメニューをそのまま行った。白い杖は必需品だし、常に手で物を確かめ手すりなどを握らねばならない。握る力を落とさないようグリップでの「握力筋トレ」を取り入れた。

さらに、目の見えない人はバランスを保つのが大事なので、とっさの時に対応できるインナーマッスルをつけたいと思った。バランスボールは危ないし、家庭ではじゃまになる。イスの上に空気を少し抜いた直径25センチくらいのボールを乗せ、それに座りひょこひょこ身体を動かす「インナーマッスルトレーニング」を実施。ボールに座った時には左右、上下、斜め、右回し左回し、おしりの動きを止めないようにして、同時に名詞10個を暗記する「脳トレ」も試している。何度かやっているうちに、「花や木」など色彩のあるもののイメージが遠のいてきているように感じられた。失明前のイメージをできるだけ失わないようにしてほしいと、「色のある物の名詞の暗記」を多くしている。

Tさん宅には、ナス、ゴーヤ、春菊、里芋など、季節を告げる野菜が育っているが、菊や牡丹、菜の花、四季折々のお花もある。

春の終わりから初夏に咲くクマガイソウを、私は初めて見た。新聞社が取材にくるほど珍しい。ホタルブクロに似た形をした、薄紫で平安時代の宮廷の女性を思い浮かべるような花である。Tさんの脳裏にしっかりとイメージが残っている。時節には、Tさんの口からそれが話題に上り、「見てから帰ってくださいね」と。お花と共に、自宅の畑やお庭の光景もいつまでも心に残してほしい。

そんなレッスンが、もう4年続いている。

お孫さんたちの住むマンションは5階、花火大会観戦の絶好の位置にある。私もお招きいただいた。エレベーターがなく、「去年は途中で休憩をしないと上がれなかったが、今日は一気に上がれたよ！」と、Tさん満足そうである。一緒にベランダに出て、花火を音で楽しんだ。脳裏には鮮やかに浮かびあがっていたことだろう。

新幹線に乗って、家族旅行も楽しまれた。リュックを背負っての移動が安定して歩きやすかったと聞き、「日頃の散歩にも水の入ったペットボトル2リットルくらいを2本リュックに入れてはどうか」とアドバイスした。足の負荷にもなるし、水分補給もできるし、疲れたら水は捨てればいい。早速実行、今もそれは続いている。「ふらふらしないで歩けて、あんばいいいよ！」と。ヘルパーさんと週に3～4回散歩をするが、「歩きっぷりがよくなったと言われた」と嬉しい報告もある。

目が見えなければ、日常の動きは見えていた時よりずっと少なくなる。足にむく

み も出る。老いてからの中途失明なので、生まれた時から見えない人のように、能力がついていかない。

「膝伸ばし」「股上げ」テーブルに手をついての「踵上げ」、ゆっくりイスから立ち上がり座る「スクワット」などは日頃自分で実行されていて、30〜40分のウォーキングを週3〜4回で筋力の維持向上ができているように思う。

畳からもゆっくり立ち上がれるし、イスからすっと立てる。古希を過ぎての同期生会では、友人から「姿勢がいいと褒められた」と誇らしげである。

車に乗せてもらわないと遠出はできないが、動きが危なげないので、乗り降りするのも、「介助が楽です」とご家族。民謡が趣味だが、尺八で奥さんの伴奏をして舞台にもあがり、楽しみは続く。

家族からの報告を聞き、筋肉が見えない目を助けているのだなと思う。体操の継続が、動きをスムーズにし、介助される家族にも安心をもたらしているようだ。市の教室への参加がなければ、積極的に筋トレをしようという思いつきはできなかったであろう。まだまだ手さぐりの連続だが、私に声をかけていただき、微力でもお役にたっているのが嬉しい。

健常者が「メタボだ！」「ロコモだ！」と、運動不足から生活不活発病へと向かう時代だ。パラリンピックに出るほどのトップアスリートは別だが、障害のある方は運動がままならないことが多く、より生活不活発となりやすい。地域の中にいろんな人が一緒に身体を動かせる場があるといいなと思う。

皿を置く音

母が90歳を超えた頃だっただろうか、介護のために帰省をして、一緒に食事をすると、お皿やお茶碗をテーブルに戻す音が気になった。

「あれっ、お母さんって、こんなに乱暴だったかな……」

気をつけて見ていると、清水焼など薄手の磁器の湯吞みやお茶碗、グラスなどは、そっと置いている。民芸調の陶器は確かに重い。やっと口まで運び、ちょっと持っていても、力尽きて「どんっ」と落とすようにテーブルに戻しているのだった。

4人の子供を育てる頃は余裕もなかったが、母は陶芸などを見るのが好きで、晩年は好みの器をたまに買って楽しんでいた。料理好きで、煮しめや茶わん蒸し、お節料理も、少しずつ揃えたふさわしい器に盛られて出てきた。

大正生まれの地方都市の主婦としてはなかなかハイカラで、シュークリームやロールケーキ、アイスクリームやピザなども手作りしていた。毎食の調理の手伝いの記憶はあまりないが、男3人が続いた末の娘だった私は、木べらでクッキーのバターを混ぜたり、キャラメルが焦げつかないよう鍋底を混ぜたりするのは進んで手伝っていた。思い出すとバニラの香りが漂う。

私の友達が来た時には、紅茶は白地に花柄のティーカップに、おしゃれな皿にマーブルケーキやパウンドケーキがのって出てきた。ちょっと誇らしかった。まだ生クリームなど地方では手に入らない時代で、クリスマスには白いバタークリームで飾ったデコレーションケーキを作り、きれいな大皿にのせ、ツリーとともに飾ってくれた。

そんな母が、器をないがしろに扱うわけがない。

94歳で亡くなるまでのおよそ40年間の独り暮らしは、家庭の力仕事も母に強《し》いていた。好きな園芸も握力維持には役立っていたはずだが、もう90代である。寄る年波は、皿を持ち続ける手の力も弱くしてしまったのだろう。幸い日々台所に立ち、自分の食べる物は作っていたので、調理は筋トレ、脳トレにもなっていたのだろう、その後の心身の老化は緩やかだった。

最後の2年間は、兄がUターンしたことで、母が台所に立つことはなくなったが、自分の身の回りの始末は自分でできており、食事介助などを受けることはなかった。箸を持つ力は健在だった。「お母さんは、茶碗のご飯をひと粒残さずに食べる」と、45年ぶりに生活を共にした兄は感心していた。亡くなる数時間前の夕食のご飯茶碗も、きっときれいだったことだろう。

小さな頃、麦粉を練ったおやつも、お腹を壊した時に葛湯《くずゆ》、といっても片栗粉にお砂糖を入れてお湯で溶かしたものも、みんなそのカップで出ていたように思う。今のように豊富に物を買わなかった時代だ。重たいし地味で子供心にちっともいいと思わなかったコーヒーカップのセット。6人家族で使ううちに、ひとつひとつ壊れていった。

高校を出て家を離れ、新しい家庭を持ってからのたまの里帰り。ある時、母が淹《い》れてくれたコーヒーが、その1客で出てきた。なんとも懐かしい姿だった。

厚手で重く、茶色と砂色のツートンカラー。ひなびた、でもちょっとおしゃれな感じの民芸調のカフェで頂いているような気分になった。砂色がコーヒーを引き立てていた。

子供心には「こげな（このような）コーヒー茶碗」と、仕方なく使っていたものが、すてきな品に見えた。その時の母とのお茶の時間は格別だった。

「これはねー、お父さんがなにかの記念にもらった物だったよ。4枚あるけど、もう皿しか残っていなくてね。窯元へそれを持っていて、合わせてカップを作ってもらってきた」と。窯元でも何十年も前に作った物が持ち込まれ、喜ばれたようだった。丁寧に再現され、昔の物とほぼ同じ感じの仕上がりで、セットとして遜色《そんしょく》はない。

私が「いいねー、すてきだねー」と里帰りのたびに褒めるものだから、母は2客を譲ってくれた。私のあまりの喜びように母は驚いて、「そげん（そんなに）嬉しいかねー」と言ったのを忘れない。

母が亡くなり、残りの2客は嫁いだ娘の新居に持って行った。コーヒーカップのストーリーも添えて。

袖《そで》師《し》焼《やき》というその焼き物は、厚手でちょっともろい。晩年の母のように、持つ力が弱れば、カップをガチャンと落とし、受け皿を傷つけるかもしれない。私は、実家と母との思い出も壊さないよう、時々グリップを握って、握力維持の筋トレを続けている。

コバケンとスクワット

女優の森光子さんは、80歳を越えてもスクワットで鍛えていて、『放浪記』の舞台で、でんぐり返しから立ち上がれることで有名だった。

スクワットは、ほとんどの筋トレメニューに入っている。正しい姿勢で行わないと、膝を痛める。行うのも、指導するのも、もっとも難しい筋肉トレーニングのひとつだと、私は認識している。正しく行えば、太ももを鍛え、腹筋にも背筋にも効く。立って行うので、全身疲労して、キツイ。それを1時間以上繰り返すことは、到底できないであろう。でも、すでに後期高齢者となったコバケンはやっている。

コバケンこと小林研一郎氏は、日本を代表する指揮者の一人だ。同氏のコンサートチケットは完売が多く、なかなか聴きにいけなかった。2015年、私は運よく「日本フィルハーモニー　コバケン・ワールド」シルバーシートをゲットし、1年間に3回の聴く機会を得た。

その第1回で、マーラーの交響曲を聴いた。第5番は、1時間以上の大作である。コバケンコンサートは、指揮者のトークも楽しみのひとつで、いつもなら演奏を終えてトークがあり、アンコールの小品も用意されている。マーラーの指揮棒を下ろして、鳴り止まぬ拍手の中、「今日はこの曲の余韻を大切にお帰りください……」と、張りのある声も緩み、ことば少なにコンサートは終了した。

指揮者はコンサートの後は腕が上がらないほど疲労するというが、マーラーの交響曲はなおさらだろう。コバケンは腕の疲労も然《さ》ることながら、膝がもうがくがくであろうと思われた。

最近のコンサートホールは、舞台を客席が四方から囲むように出来ている所が増えているが、東京のサントリーホールはアーモンド型の舞台を客席が囲む。席によっては、指揮者を正面から見下ろしたり、真横から聴いたりすることもでき、お気に入りの演奏家の一挙手一投足、表情まで楽しめる席もあるのだ。感極まった指揮者が涙ぐんでいるのを目の当たりにしたこともある。

さてコバケンシリーズ初回、サントリーホール。指揮者を見下ろすような真横の席、演奏が始まって驚いた。まず指揮台、囲いが付いていないのだ。昔は正方形の台だけだったが、指揮者の安全が配慮されるようになったのだろう、今は横長の長方形の台に鉄棒のように背中に細いパイプが立っていたり、コの字状のパイプが付いていたりする。これが演奏の勢い余って揺れた時の助けとなる。ダイナミックな指揮のコバケン、大丈夫かなと思って開演を待った。

指揮棒が上がるなり、コバケンは靴の先が台から出るほどの前のめり、横や後ろから足を踏み外すことはなさそうだ。万が一の時は、バイオリンやビオラかチェロ奏者が受け止めねばならない、大事な楽器があるけど、大丈夫かなー。

マーラーの回に驚いた。コバケン、ほとんどスクワット体勢である。いつにも増して私は指揮者から目が離せなくなった。楽章の間や、曲調が緩むと中腰《ちゅうごし》に戻ることがあるにはあるのだが、またすぐスクワット。ほぼその体勢で第5番約75分間を終えた。

小林研一郎氏は、演奏会前の楽屋では、どのように過ごしているのだろう。あの指揮体勢を見て、超ハードな筋トレのような演奏の前は、ストレッチなどをして心身解き放っておかないともたないだろうなと思われた。

コンサートそのものが75歳を超えた指揮者には重労働に違いないが、それにしても強靭な肉体である。特に膝を守る大腿四頭筋は盛り上がっているに違いない。完璧なスクワット体勢、インストラクターの指導など受けたことがあるのだろうか。

筋トレのトレーニングメニューにスクワットはだいたい入っている。スポーツクラブの昼間は、どこもシニアで大盛況だ。メンバーには後期高齢者の男性もたくさんいる。マシンやダンベルで、スクワットに励む姿を見る。

私は初心者にはダンベルやバーなど持たない、自体重のゆっくり筋トレを指導することが多い。10回1セットで、2セットできれば充分かと思う。私が後期高齢者となった時にそれもこなせるか、不安だ。コバケンのように、長時間のスクワット体勢維持などできっこない！

トップアスリートのパフォーマンスと肉体に引き込まれるように、コバケンのマーラーは、音楽と指揮者の肉体にも魅せられた。また「コバケン・ワールド」のチケットをゲットして、聴きに、そして観にいきたい。

ぶくぶく、ぱっ！

歩いたり、走ったり、自転車に乗ったり、車を運転するときも、人はいつも垂直に移動をしている。できたら水平移動する心地よさを多くの人に経験してほしいなと思っている。水泳教室初回に、参加者が「天を仰いで」移動できるかな？「ぶくぶく、あぶくを出しながら」移動できるかな？見極めるのが、水泳インストラクターの私の楽しみだ。

水中ウォーキングなどで水慣れの後、鼻まで水に浸けて「鼻息荒く、ぶくぶく吐き出してみてくださーい」と、やってみる。ここまではほとんどの人が大丈夫だ。次に「顔全面を浸けて、ぶくぶく出してくださーい」、ここが大人も子供も分かれ目となる。

顔を洗うときくらいしか、顔や頭を濡らすことはないのだから、息のできない水中に顔を入れるには抵抗があるだろう。顔面をがばっと浸けて「ぶくぶく」できた人は、クロールが半分できたようなものだ。プールサイドを蹴って伏してみると8～10メートルくらい進んでしまう。

そこで、顔浸けできない人は背浮きを試してみる。プールサイドに手をかけて、背泳ぎのスタート体勢から、そーっと手を離して足を伸ばしてもらう。背中にちょっと手を添えてあげると安心できる。身体が伸びたら、「口を開けて、大きく息を吸い込んでみてくださーい」と言う。肺が浮き袋となり、胴体がぷかりと浮く。脚をゆるく伸ばしたまま浮けたら、両手を脇で蝶々のように動かせば進む。

肩甲骨あたりに添えてあげていた指2本を外しても大丈夫なら、〝氷の妖精クリオネ〟が水平に移動しているイメージで、ひらひらと肘から下を動かす。15メートル、うまくいけば25メートル進んでしまう人もいる。初日に「背浮きで25メートル進めた！」となれば大喜びだ。

金づちさんが、伏し浮き10メートルでも、背浮き25メートルでも、初日に水平移動できれば、水の恐怖が薄れ、プールの楽しみは一挙に増す。

その先、伏し浮きで息継ぎをしながら、距離を伸ばしていくのは、たやすいことではない。連続して水中呼吸できなければならないので、空気のあるところで自然に呼吸していたのとは勝手が違う。

鼻で「ぶくぶく」吐き出し、顔をあげて「ぱっ！」っと破裂するように口を開けると反射的に空気が入るようになる。これは心肺機能の慣れなので、まずはプールやお風呂で落ち着いて「ぶくぶく、ぱっ！」「ぶくぶく、ぱっ！」と繰り返すのが水泳上達の近道だ。

息絶え絶え25メートル泳げても、その先の距離を延ばせないのは、連続して楽に「ぶくぶく、ぱっ！」とできないからなのだ。

地元にあるプレスクールで、水泳ボランティアとしてこんな経験をしたことがある。

3歳児から6歳児が通う幼稚園と同じようなスクールで、日本人が多いが、国籍も肌の色もいろいろ、先生は日本人とニュージーランド人、英語で1日を過ごす。英語でといっても、新学期の3歳児は、日本語でも集団生活の理解はまだまだである。来年小学生の子はきれいな発音で英語をしゃべっている。私の教える目的は水泳、最小限のことばでいこうと準備した。

初めての年には、大きなビニールプールで行ったが、泥足の出入りで水が汚れ、水質管理が難しいので、私のレッスンは教室で行うことにした。プールへのアプローチレッスン。

みんなTシャツを脱いで、ムードはプールサイド！　着替えやバスタオルを持って、お当番のママたちが待機する。

準備運動は、"Move like an alligator" "Jump like a frog"「ワニさん歩き」や「カエルさん飛び」で教室をぞろぞろ、ぴょんぴょん。22kids（12girls & 10boys）みんな真剣で、なんとも微笑ましい。

洗面器をテーブルに乗せ、まずストローで「ぶくぶく」"bubbling" 練習。家のテーブルなら叱られるが、今日はあぶくが溢れるほどGrate! Nice!

次は、顔をお水に浸けてみる。"Put your face in water!"

全然浸けられない子も、ちょこっと水にあごを入れるだけの子も、顔を全部浸けて平気の子もいる。

さらに鼻からあぶくを出す、顔を浸けての「ぶくぶく」"bubbling" 練習。次がいよいよ水泳の呼吸練習である。"Breathe out from your nose in water and shout PA!" そんな英語で進めた。〝お鼻でぶくぶく、お口でぱっ！〟。

いよいよ連続練習、最初は "one, two, three, four, five" と5回連続。次は10回。グループごとに教えたり、励ましたりしたが、4歳のA君は水が怖くて抵抗は頑なだった。

終盤、"Let's try 20times" A君はもう泣きそう、無視して数え続ける。周りを見ながら肩身が狭く感じたのだろうか、べそをかきながら顔を浸け始めたのである。"Let's try it again!"「もう1回、20回いくよ！」泣き泣きA君また10回目あたりから浸けはじめた。終盤また皆と一緒に〝ぶくぶくぱっ！〟。

そうか、できない子に気をとめず、回数を繰り返すことだと私は悟った。

夏休みを終えてA君のママから「去年はプールが怖くて、連れていっても入ろうとしなかったのに、今年は入って遊ぶようになりました」と、嬉しい報告が届いた。洗面器でもできる水泳練習の実績である。

せっかくプールに通っていても万年「息継ぎが苦手で……」と言ってるおじさんも、kidsのように試してみるとよい。プールを歩きながらでも、洗面器でも、お風呂でもできる。クロールしながら息絶え絶え呼吸練習するよりも、呼吸の練習のみやってみる。

まず10回、次に20回、30回楽に「ぶくぶく、ぱっ！」できるようになると、クロール25メートルの苦しさが消えるはず。大人も子供も、心肺機能を水中呼吸に慣れさせることが、水泳上達の近道だ。

手をゆっくり動かすとばたばたしないで優雅に進めるようになる。ゆっくりと25メートル泳げるようになると、50メートルはすぐに泳げるだろう。

クロールで行って復路に背泳ぎは難しいが、背浮き〝クリオネスタイル〟だと続けて泳げて持久力がつく。クロールとクリオネで何度も往復し、慣れたところで、クロール100メートルに挑戦すると、すんなり泳げる人もいる。

ポイントは水中呼吸。呼吸練習は、横隔膜などを鍛え、健康効果も期待できる。ゆったりのんびりの水平移動は快適だ。

老いて陸上で歩くのがおぼつかなくなっても、水の中では浮力と水圧に助けられ、ケガすることとなく歩ける。水泳もできれば、運動量をとることができて体力が付き、老化予防になる。水と戯れ体力を使えば、お腹も空いて食事が美味しくなる。水にはストレスを解消する効果があるというが、私も思いっきり泳いでプールからあがると爽快だ。

プールに通う手段を確保して、何歳になっても泳いでいるのが、私の幸せな老後の姿のように思う。

あっぱれ！　明治の女性

首にタオルを巻き、パジャマのポケットはカップと歯ブラシで大きくふくらんでいる、歩行器に手を預けて洗面所に向かう廊下で、義母と会った。そのいでたちにちょっとびっくりしていると「タオルを落として拾うと危ないからねー。手にカップ持つとうまく歩けないから……」と。詩吟サークルに参加の折、公民館の石段で転んで救急車で運ばれたが、骨折もなく、短期間の入院ですんだ。その時の就寝前のスタイルである。93歳頃だっただろうか……、義母なりに工夫したユーモラスなスタイルを思い出すと、今でも笑ってしまう。

その前、90歳の時に、右大腿骨を骨折した。楽しみにしていた月1回のお経をお寺に頂きに行き、本堂を出て少し歩いたところでよろけたという。つまずいたわけでもなく、長く正座していたことがよくなかったのだろうか、転倒が先か、骨折が先か分からないような大ケガだった。

「このお歳で入院、手術をされると、認知症が出たり、寝たきりになることもあります」と、入院時に言われた。長い入院生活だったが、見事に元の生活を取り戻した。

入院中、午前中に病室を訪ねると、ベッドのサイドテーブルにバナナがのっていることがあった。「今朝は食欲なかったの？」と心配すると、「毎日リハビリがお昼前にあるので、お腹が空いて力出なくなっちゃうんだよね。だから、バナナはリハビリに呼ばれたら、食べて行くの！　そうすれば、最後までがんばれるよ！」体験を通した母なりの工夫だった。

「90歳超えてがんばってるおばあちゃん」と、リハビリ室でも話題になるほどだった。

たまに私もリハビリについていって見ていたが、どの患者さんもカルテ通りに療法は進んでいるのだろう。子供や学生、働き手や主婦は、なんとしても現役復帰しなければと、指導するほうも、されるほうも力がこもる。だが、超高齢者となると、本人次第の対応が見て取れた。おじいちゃん、おばあちゃんのやる気がなければ、リハビリはそれなりに対応して時間は過ぎているように思われた。

バナナパワーで挑む義母には、療法士の先生も力がこもる。「あと5回がんばれる？」、最初は痛みも伴っていたであろうが「やりますよ！」と義母は応える。先生が徐々に上げるハードルをこなしていった。

そんながんばりで大腿骨骨折は手術も、術後の快復も極めて順調だったが、別な損傷を負っていた。どの段階で起きたのか分からないが、腓骨《ひこつ》神経麻痺をしていたのだ。右足の脛の神経が効かなくなり、足の甲が伸びっきりの状態となり、そのままでは、自力で立っていることも、歩くこともできないことが分かった。右足の膝から下を計測し、義母に合わせた装具が届いた。90歳という義母の年齢を考慮していたのだろう、「リハビリの効果も出ていて、この装具を着けていれば、立つことも歩くこともできますが、これから先の生活は装具なしでは無理でしょう」と医師に宣告された。

ひとまず歩けるようになったのだから、義母も家族も安堵した。退院前に家での生活を試す外泊の運びとなった。わが家は集合住宅の1階、階段を4段上がらないことには、玄関に入れない。夫や息子なら義母を抱いて運んであげられるが、それは私には無理である。仕事のある夫や息子を当てにせず、いつでも帰宅できるよう、先々のことも考えて、私も階段昇降のリハビリに立ち会い、介助の仕方を習っておいた。

ケガをするまで、毎朝毎晩の布団の出し入れが「これがいい運動になるのよ」と、義母は畳に布団を敷いて寝ていたが、骨折を機にベッドを用意して義母を迎えた。2か月ぶりのわが家にほっとしたようだったが、ベッドを下りるたびに装具を着けなければならない生活に戸惑っていた。つま先からふくらはぎを直角に添え木するような装具は、ベルトを3つも4つも絞めたり、解いたりしなければならないのだ。トイレ・洗面・食卓へ、ベッドを下りるたびに行わねばならない煩《わずら》わしさに閉口したようだった。

外泊後のリハビリにもいっそう精を出し、2度の外泊の後、退院した。3か月近い入院生活だった。

「膝伸ばしの筋トレ」が効果を上げ、大腿四頭筋が強くなっていたのだろう、足を持ち上げる力が付いていた。病院と違い家の中には家具がある。テーブルやピアノなどに手を添え、片手には足付きの杖をつき、装具なしでも足先が床を引きずらないで、家の中を移動ができるようになっていった。

運動不足にならないように、たまには外の散歩に夫が寄り添っていた。散歩用に装具ごと入る大きなサイズの靴を用意してあげた。

その頃島根で独り暮らしをする実家の母が、やはり整形外科に入院した。退院後は私が帰省し、母を看るのが常だったが、義母をケアする人がいないと家を空けられない。ふたりの母親を同時にケアするのは初めてだった。義母にはショートステイを利用してもらうことにした。初めてのショートステイで、健康診断書など準備に時間を要した。母の入院先の島根の病院に退院延期を電話でお願いしたり、二人の看病、介護と、一時私はその調整であたふたした。

義母は介護施設へのショートステイに抵抗もあったようだが、ステイしてみたら、手すりのある廊下で家の中より長く歩くことができ、歩行能力をさらに取り戻していった。入所時に「外に出かける時は、装具を着けて、専用の靴を履くこと」をお願いしていたのだが、迎えに行くと、義母は外でも装具なしで歩いているではないか！　一生着けるはずだった装具なしでも歩けるようになっていたのだ。引き継ぎの連絡不十分が招いた結果である。怪我の功名とはこのことか！　義母は自由に歩けることで、いつもの元気な表情を取り戻していた。

かくして、医師の宣告を覆《くつがえ》し、義母は認知症を引き起こすことも、歩行困難になることも、むろん寝たきりになることもなかった。それから2年後には、一人息子との突然の別れも経験した。

「私は関東大震災に遭い、戦中子供5人を残して夫に先立たれ、幼子を抱えて東京大空襲を逃げた。もう恐いものはないよ！」と義母は言っていた。私はそんな義母と、両親よりも夫よりも長く一緒に暮らした。

90歳を超えての晩年に、大ケガも息子の死も乗り越え、明治生まれの女性は立派に97歳の天寿を全うした。

あとがき

この本をまとめながらも、「介護知らず」で老いていくには、体操以外に何が大切なのだろうかと考え続けていました。

市民講座などで講師を頼まれると、最近は体力チェック3項目（2歩幅、立ち上がり、握力測定。本書参照）をどこでも行うようにしています。握力は60代の女性だと、25キロくらい欲しいところですが、23キロ前後が多いです。「片足での立ち上がり」ができなかった女性が握力は30キロあり、「何かトレーニングされていますか？」と聞くと、「最近はやってないけれど、ボウリングが好きで若い頃からやっていました」とのこと。長きにわたってついた筋力がしっかり残っているようです。

本書で、外出した時には和式トイレを必ず使う人のことを述べましたが、ささやかでもやり続けることの効果は老いてからも大きいのです。

私の母は90歳を超えても、ATMで年金を下し、生活していました。地方にはコンビニやATMボックスなどが近場にないので、杖やシルバーカートに頼りながら1キロ近くを歩いて銀行へ行っていました。実家は古い家屋で、手すりはつけましたが玄関も勝手口も段差を上がらないと出入りできませんでした。

また義母は「ご飯を作ってもらったら、洗いものは私がする」と、亡くなるまで毎食後流しに立っていました。針を持つのが好きで、針仕事も晩年まで続けていました。

体育の日には、毎年文部科学省から国民の体力が発表され、それを見ると最近は中高年の体力が向上したのが分かります。健康情報の流布と健康志向の高まりで体力は向上していますが、その後の10年後、20年後のデータはまだ十分ではないので、老化予防の運動は各自の体力に応じて調整して行ったほうがよさそうです。

早朝からウォーキングする中高年をたくさん見かけるし、スポーツクラブはシニア会員でにぎわっています。しかしウォーキングやフィットネス、ダンスなど、やり過ぎて足・膝・腰などを痛めている人は、私の身近にもいます。サークルなどの仲間との交わりは老化予防には大切だし、楽しみとして行うのはいいのですが、やり過ぎはその先に介護生活を招くこともあるのではないかと危惧しています。

「介護知らず」で逝った母たちは、毎日ウォーキングやフィットネスなどをしていたわけではありません。美味しい物に目がなかった二人ですが、牛乳が嫌いで乳製品などはあまり摂らず、普段は昔ながらの和食を好みました。便利ではなかった昔の生活で培った力が保てていたのは、多少不自由でも自分でできることを続けていたおかげのように思います。

①若い時から家事全般、料理など関心を持ち、親子夫婦で分かち合い、暮らしの術《すべ》を身に着けておく。

②定年前から地域で趣味、ボランティアなどを通じて人との交流の場を作っておく。

③「日常動作を支える主な筋肉」（本書30ページ参照）の動作はささやかでも続けておく。

④スポーツ、フィットネスをしたら、特にクールダウン（ストレッチなど）は、子供の時からしっかり行う習慣をつけ、身体の手入れを怠らない。損傷の予防につながります。

⑤病気やケガなどで医師から、「安静にするように」と言われない限りはほどよく動き、動物としての五感を失わないようにする。空腹を感じたら食べ、寒ければ1枚羽織る、疲れたら休養するなど、本能で動けることは大切です。

この5箇条、意識ひとつでできそうなことばかりのように思いますが、いかがでしょうか。

私は団塊世代のピークで生まれ、「ゆりかごから墓場まで」と言われた時代を生きてきました。目の前には「2025年問題」があり、後期高齢者となるのも間近で、不安はぬぐえません。これから先、医療費をたくさん使うことなく、介護を受けるのも最小限であればいいなと願っています。

私の年齢になると、毎日のように流れる「寝たきり」「介護」「認知症」といった情報に気持ちが暗くなります。「認知症の発症だって4人に1人といわれているのだから、発症しない人が圧倒的に多い。そちらに気持ちが向くような、老後向けの明るい本をつくりたい」という執筆の意図が、平凡社新書の金澤智之編集長の気持ちを動かしたように思います。歳を重ねることに少しでも気持ちが軽くなる本を目指しました。この本を手にしてくださった方が明るく歳を重ねていただければ幸いです。

スポーツクラブのメンバーのお声がけで『読売新聞』成田支局の取材を私の「体操教室」が受けたことがあります。それがきっかけとなり、『北総よみうり』紙上に〝健康コラム〟を馬場康弘さんのイラストつきで連載することになり、今も続いています。「書くこと」はなかなか上達しませんが、以前連載をした『山陰中央新報』や『読売新聞』千葉支局の編集者に鍛えてもらえました。

本書では、母親と息子ほどの年齢差のある私の話を、金澤編集長と馬場康弘さんは辛抱強く聴いて、意向を汲んでいただきました。お二人の力なくして形にすることはできませんでした。感謝に堪えません。

金澤編集長とは2年前に、ノンフィクション作家の吉岡忍さんが企画された「福島原発視察旅行」に同行して知り合いました。吉岡さんとは夫の番組のプロデューサーだった元テレビ東京の貫田直義《ぬきたただよし》さんにご紹介いただいて以来の間柄です。

コラムやこの本をまとめるにあたって、管理栄養士の路野奈津美《みちのなつみ》さんにたびたびアドバイスをいただき、また体操教室のメンバーや友人、家族には体操を試したり、原稿に目を通して意見をもらったりして調整していくことができました。

ハード面では、使い慣れた古いパソコンでの作業は心配でしたが、〝町のパソコン講師〟を務める私の長兄の心強いバックアップがありました。

当初は2016年の刊行を目指していましたが、なかなかまとめきれず新年となり、図らずも亡夫の十七回忌と時を同じくして刊行の運びとなりました。年末には田原総一朗さんから、夫への変わらぬ友情でこの本の帯への一言もいただきました。

ここに至るどのひとつが欠けても本書を上梓することはできませんでした。ありがとうございました。皆さまにお礼を申し上げ、夫の墓前に報告しようと思います。

2016年12月

山田佐世子

主要参考文献（順不同）

『塩分が日本人を滅ぼす』　本多京子　幻冬舎新書
『寝たきり老人になりたくないなら大腰筋を鍛えなさい――10歳若がえるための5つの運動』　久野譜也　飛鳥新社
『荷重関節をゆるめれば「腰・首・ひざ」の痛みの9割は自分で治せる！――さかい式関節包内矯正エクササイズ』　酒井慎太郎　永岡書店
『老筋力　100歳になっても自力で歩きたい人へ』　久野信彦　祥伝社
『腹だけ痩せる技術』　植森美緒　メディアファクトリー新書

【著者】
山田佐世子（やまだ さよこ）
島根県松江市出身。健康運動指導士、元千葉県健康生活コーディネーター、水泳&アクアフィットネスインストラクター、オークスベストフィットネス上志津・パーソナルトレーナー。千葉県成田市学校体育指導員として小学生に着衣泳など「命を守る泳ぎ」の指導、芝浦工業大学柏高校（現・芝浦工業大学柏中学高等学校）特別非常勤講師として健康講座を担当した。読売新聞、山陰中央新報などに、水泳や健康に関する記事の執筆を行う。

平 凡 社 新 書 8 3 4

イラストでわかる
介護知らずの体のつくり方

発行日――2017年1月13日　初版第1刷

著者――山田佐世子
発行者――西田裕一
発行所――株式会社平凡社
東京都千代田区神田神保町3-29　〒101-0051
電話　東京（03）3230-6580［編集］
　　　東京（03）3230-6573［営業］
振替　00180-0-29639
印刷・製本―株式会社東京印書館
装幀――菊地信義

ISBN978-4-582-85834-1
NDC 分類番号498.3　新書判（17.2cm）　総ページ208
平凡社ホームページ　http://www.heibonsha.co.jp/